リハに役立つ
治療薬の知識とリスク管理

宮越浩一 編

羊土社
YODOSHA

謹告

　本書に記載されている診断法・治療法に関しては，発行時点における最新の情報に基づき，正確を期するよう，著者ならびに出版社はそれぞれ最善の努力を払っております．しかし，医学，医療の進歩により，記載された内容が正確かつ完全ではなくなる場合もございます．

　したがって，実際の診断法・治療法で，熟知していない，あるいは汎用されていない新薬をはじめとする医薬品の使用，検査の実施および判読にあたっては，まず医薬品添付文書や機器および試薬の説明書で確認され，また診療技術に関しては十分考慮されたうえで，常に細心の注意を払われるようお願いいたします．

　本書記載の診断法・治療法・医薬品・検査法・疾患への適応などが，その後の医学研究ならびに医療の進歩により本書発行後に変更された場合，その診断法・治療法・医薬品・検査法・疾患への適応などによる不測の事故に対して，著者ならびに出版社はその責を負いかねますのでご了承ください．

序

　リハビリテーションの対象となる患者はさまざまな疾患をもっており，複数の疾患の治療が並行して行われていることが多い．疾患の治療は外科的治療と内科的治療に大別されるが，内科的治療の主となるのは薬剤による治療である．薬剤には，疾患を治療する効果（益）がある反面，さまざまな副作用（害）も存在する．この副作用は合併症の誘因となる場合があり，安全にリハビリテーションを進めるためには薬剤の使用状況とその副作用に関する知識が必要となる．また，薬剤の副作用はリハビリテーションの阻害因子となる場合がある．リハビリテーションを効果的かつ効率的なものとするためには，阻害因子を把握し，その影響を最小限とするような対策をとり，影響に応じた適切なゴール設定をすることも求められる．さらに薬剤の使用状況から，疾患の治療方針や患者の全身状態をある程度把握することも可能となる．このように，リハビリテーション治療の計画や実施にあたっては，薬剤の知識は必須である．

　しかし，リハビリテーションにおいて求められる薬剤の知識を網羅したテキストは多くはない．リハビリテーションの現場では，医師向けあるいは看護師向けのテキストや薬剤の添付文書などで情報収集していたものと考えられる．だが，それらはリハビリテーションに特化したものではなく，必要な情報にたどり着くためには多くの労力がかかるものであったであろう．

　このような背景から，セラピストを主な対象とした薬剤の解説書として本書を作成することとした．内容としては，リハビリテーションにかかわる合併症や，リハビリテーションの阻害因子となるもの，またその影響に重点をおくこととした．難易度の高い薬理学に関する記述は最小限とし，極力シンプルな表現とするよう工夫をしている．また，Case Studyにおいて具体的な考え方と対応方法についても解説している．これらにより，薬剤に関する使える知識を整理することを目指している．

　本書が安全で質の高いリハビリテーションの普及に貢献することができれば幸いである．

2019年8月

亀田総合病院リハビリテーション科
宮越浩一

リハに役立つ 治療薬の知識とリスク管理

contents

- ◆ 序 ……………………………………………………………………… 宮越浩一　3
- ◆ 略語一覧 …………………………………………………………………………　8
- ◆ 薬剤の略称（抗てんかん薬・抗がん剤・抗菌薬）…………………………………　10

第1章　リスク管理に活かすために

① なぜ薬剤の知識が必要なのか？ ……………………………………… 宮越浩一　16
② 薬剤の基礎知識 ………………………………………… 阿部誠也, 鈴木正論　22
③ 嚥下機能に影響を与える薬剤 ………………………………………… 平田一耕　27
④ 高齢者における薬剤 ……………………………………… 田中　慎, 鈴木正論　29

第2章　各疾患の治療薬

A. 鎮痛薬, 抗炎症・抗アレルギー薬
① 非ステロイド性抗炎症薬（NSAIDs）………………………………… 松田　徹　34
② ステロイド ……………………………………………………………… 鵜澤吉宏　38
③ 抗ヒスタミン薬 ………………………………………………………… 宮越浩一　43

B. 中枢・末梢神経系疾患の治療薬
① 脳卒中治療薬 …………………………………………… 田中　慎, 鈴木正論　46
② 抗てんかん薬 …………………………………………………………… 今井由里恵　49
③ 抗パーキンソン病薬 …………………………………………………… 今井由里恵　54
④ 抗認知症薬 ……………………………………………………………… 今井由里恵　59
⑤ 筋弛緩薬 ………………………………………………………………… 今井由里恵　63
⑥ 排尿障害治療薬 ………………………………………………………… 宮越浩一　66

C. 向精神薬
- ① 抗精神病薬 ……………………………………………… 宮越浩一 70
- ② 抗うつ薬・抗不安薬 …………………………………… 宮越浩一 74
- ③ 睡眠薬 …………………………………………………… 宮越浩一 79

D. 運動器疾患の治療薬
- ① 骨粗鬆症治療薬 ………………………………………… 宮越浩一 83
- ② 抗リウマチ薬（DMARDs，免疫抑制薬）………… 阿部誠也，鈴木正論 88

E. 内分泌・代謝疾患の治療薬
- ① 糖尿病治療薬 …………………………………………… 佐藤　謙 91
- ② 脂質異常症治療薬 ……………………………………… 佐藤　謙 96
- ③ 甲状腺疾患治療薬 ……………………………………… 佐藤　謙 99
- ④ 腎疾患治療薬 …………………………………………… 佐藤　謙 103

F. 循環器疾患の治療薬
- ① 抗血栓薬 ………………………………………………… 宮越浩一 106
- ② 降圧薬 …………………………………………………… 宮越浩一 110
- ③ 不整脈治療薬 …………………………………………… 桂井隆明 115
- ④ 狭心症治療薬 …………………………………………… 桂井隆明 120
- ⑤ 心不全治療薬 …………………………………………… 桂井隆明 124
- ⑥ 利尿薬 …………………………………………………… 桂井隆明 129
- ⑦ 昇圧薬 …………………………………………………… 平田一耕 133
- ⑧ 血管拡張薬（PG製剤）………………………………… 松田　徹 138

G. 呼吸器疾患の治療薬
- ① 気管支拡張薬 …………………………………………… 鵜澤吉宏 140

H. 消化器疾患の治療薬
- ① 消化性潰瘍治療薬 ……………………………………… 松浦未來 144
- ② 下剤 ……………………………………………………… 松浦未來 148
- ③ 制吐薬 …………………………………………………… 近藤絵美 151

I. 腫瘍
- ① 抗がん剤 ………………………………………………… 宮越浩一 155
- ② オピオイド ……………………………………………… 近藤絵美 165

J. 抗微生物薬
- ① 抗菌薬 …………………………………………………… 宮越浩一 171
- ② 抗ウイルス薬 …………………………………………… 松浦未來 178

第3章　Case Study

A. 急性期
- Case① 脳梗塞〜入院後の麻痺増悪 ……………………… 宮越浩一　182
- Case② 肺炎〜抗菌薬により生じた下痢症 ………………… 佐藤　謙　187
- Case③ 大腿骨頸部骨折〜急性期，術後に生じた不穏 …… 宮越浩一　192

B. 回復期
- Case④ 脳出血〜リハビリテーション後の痙攣 …………… 今井由里恵　197
- Case⑤ 椎体圧迫骨折〜骨折後の持続する疼痛の管理 …… 松田　徹　202
- Case⑥ 骨盤骨折〜ポリファーマシーによる傾眠傾向 …… 宮越浩一　207

C. 外来
- Case⑦ 糖尿病〜薬物治療中の患者の意識障害 …………… 佐藤　謙　212
- Case⑧ 不整脈〜不整脈治療中の呼吸器症状 ……………… 桂井隆明　217
- Case⑨ 高血圧〜外来患者に生じた血圧低下 ……………… 宮越浩一　221

D. 在宅
- Case⑩ パーキンソン病〜症状が変動する場合の対応 …… 今井由里恵　226
- Case⑪ 慢性心不全〜利尿薬治療中のめまい・ふらつき … 桂井隆明　231
- Case⑫ 骨粗鬆症〜在宅患者に生じた心窩部不快感 ……… 宮越浩一　235

◆ 薬剤名索引 ……………………………………………………………… 240
◆ 重要語索引 ……………………………………………………………… 250

column

カルテの略語を攻略せよ！	阿部誠也，鈴木正論	14
薬剤調整を医師に依頼する方法（SBAR）	宮越浩一	21
作用と副作用はどう違う？	阿部誠也，鈴木正論	26
抗コリン作用	宮越浩一	58
半減期とは？	阿部誠也，鈴木正論	73
QT延長	宮越浩一	119
心不全とは何か？	桂井隆明	128
薬剤の投与量	阿部誠也，鈴木正論	137
オピオイドの使い方	近藤絵美	170

執筆者一覧

編集・執筆

宮越　浩一　　亀田総合病院リハビリテーション科

執筆 (執筆順)

阿部　誠也　　亀田総合病院薬剤部

鈴木　正論　　亀田総合病院薬剤部

平田　一耕　　亀田総合病院薬剤部

田中　慎　　　亀田総合病院薬剤部

松田　徹　　　亀田総合病院リハビリテーション室

鵜澤　吉宏　　亀田総合病院リハビリテーション室

今井　由里恵　埼玉県総合リハビリテーションセンターリハビリテーション科

佐藤　謙　　　亀田総合病院リハビリテーション科

桂井　隆明　　亀田総合病院リハビリテーション科

松浦　未來　　亀田総合病院薬剤部

近藤　絵美　　亀田総合病院リハビリテーション室

略語一覧

略語	フルスペル	日本語	第2章参照
ACE-I	angiotensin-converting-enzyme inhibitor	アンジオテンシン変換酵素阻害薬	F-② (p.110)
ALS	amyotrophic lateral sclerosis	筋萎縮性側索硬化症	—
ARB	angiotensin Ⅱ receptor blocker	アンジオテンシンⅡ受容体拮抗薬	F-② (p.110)
ASO	atherosclerosis obliterans	閉塞性動脈硬化症	F-⑧ (p.138)
COMT阻害薬	catechol-O-methyltransferase inhibitor	カテコール-O-メチル基転移酵素阻害薬	B-③ (p.54)
COPD	chronic obstructive pulmonary disease	慢性閉塞性肺疾患	G-① (p.140)
COX	cyclooxygenase	シクロオキシゲナーゼ	A-① (p.34)
DA	dopamine	ドパミン	F-⑦ (p.133)
DCI	dopa-decarboxylase inhibitor	末梢性ドパ脱炭酸酵素阻害薬	B-③ (p.54)
Dex	dexamethasone	デキサメタゾン	A-② (p.38)
DHA	docosahexaenoic acid	ドコサヘキサエン酸	E-② (p.96)
DIHS	drug-induced hypersensitivity syndrome	薬剤過敏症症候群	B-② (p.49)
DMARDs	disease modifying anti-rheumatic drugs	疾患修飾性抗リウマチ薬	D-② (p.88)
DOAC	direct oral anticoagulants	直接作用型経口抗凝固薬	F-① (p.106)
DOB	dobutamine	ドブタミン	F-⑦ (p.133)
DPP-4阻害薬	dipeptidyl peptidase 4 inhibitor	—	E-① (p.91)
DVT	deep vein thrombosis	深部静脈血栓症	—
EPA	eicosapentaenoic acid	イコサペント酸	E-② (p.96)
EPO	erythropoietin	エリスロポエチン	E-④ (p.103)
FFP	fresh frozen plasma	新鮮凍結血漿	—
G-CSF	granulocyte colony-stimulating factor	顆粒球コロニー刺激因子	—
GLP-1受容体作動薬	glucagon-like peptide-1 receptor agonist	—	E-① (p.91)
GE	glycerin enema	グリセリン浣腸	H-② (p.148)
HMG-CoA還元酵素阻害薬	hydroxymethylglutaryl-CoA reductase inhibitor	—	E-② (p.96)
IL-6阻害薬	interleukin-6 receptor inhibitor	インターロイキン6阻害薬	D-② (p.88)
JAK阻害薬	Janus activated kinase inhibitor	ヤヌスキナーゼ阻害薬	D-② (p.88)
LABA	long-acting β_2 agonist	長時間作動性β_2受容体刺激薬	G-① (p.140)

略語	フルスペル	日本語	第2章参照
LAMA	long-acting muscarinic antagonist	長時間作動性抗コリン薬	G-① (p.140)
MAO-B阻害薬	monoamine oxidase B inhibitor	モノアミン酸化酵素B阻害薬	B-③ (p.54)
MRA	mineralocorticoid receptor antagonist	ミネラルコルチコイド受容体拮抗薬	F-⑤ (p.124)
NA, Nad	noradrenaline	ノルアドレナリン	F-⑦ (p.133)
NSAIDs	nonsteroidal antiinflammatory drugs	非ステロイド性抗炎症薬	A-① (p.34)
NMDA受容体拮抗薬	N-methyl-D-aspartate receptor antagonist	－	B-④ (p.59)
PCA	patient controlled analgesia	自己調節鎮痛法	I-② (p.165)
PCSK9阻害薬	proprotein convertase subtilisin/kexin type 9 inhibitor	－	E-② (p.96)
PDE阻害薬	phosphodiesterase Ⅲ inhibitor	ホスホジエステラーゼⅢ阻害薬	F-⑤ (p.124)
PG	prostaglandin	プロスタグランジン	F-⑧ (p.138)
PPI	proton pump inhibitor	プロトンポンプ阻害薬	H-① (p.144)
PSL	prednisolone	プレドニゾロン	A-② (p.38)
PT-INR	prothrombin time-international normalized ratio	プロトロンビン時間国際標準比	F-① (p.106)
抗RANKL抗体	anti receptor activator of NF-κB ligand antibody	－	D-① (p.83)
SABA	short-acting β_2 agonist	短時間作動性β_2受容体刺激薬	G-① (p.140)
SAMA	short-acting muscarinic antagonist	短時間作動性抗コリン薬	G-① (p.140)
SGLT-2阻害薬	sodium glucose cotransporter 2 inhibitor	－	E-① (p.91)
SJS	Stevens-Johnson syndrome	Stevens-Johnson症候群（皮膚粘膜眼症候群）	J-① (p.171)
SNRI	serotonin and noradrenaline reuptake inhibitor	セロトニン・ノルアドレナリン再取り込み阻害薬	C-② (p.74)
SSRI	selective serotonin reuptake inhibitor	選択的セロトニン再取り込み阻害薬	C-② (p.74)
SU薬	sulfonyl urea drugs	スルホニル尿素薬	E-① (p.91)
TAO	thromboangiitis obliterans	閉塞性血栓血管炎	F-⑧ (p.138)
TEN	toxic epidermal necrolysis	中毒性表皮壊死融解症	J-① (p.171)
TNF阻害薬	tumor necrosis factor inhibitor	腫瘍壊死因子阻害薬	D-② (p.88)
TTP	thrombotic thrombocytopenic purpura	血栓性血小板減少性紫斑病	F-① (p.106)

薬剤の略称（抗てんかん薬・抗がん剤・抗菌薬）

薬剤の詳細については各項目を参照.
　抗てんかん薬：第2章B-②（p.49），抗がん剤：第2章I-①（p.155），
　抗菌薬：第2章J-①（p.171）

略語	薬剤分類	一般名	商品名
5-FU	抗がん剤	フルオロウラシル	5-FU
ABK	抗菌薬	アルベカシン	ハベカシン
ABPC	抗菌薬	アンピシリン	ビクシリン
ABPC・SBT	抗菌薬	アンピシリン・スルバクタム	ユナシンS
ACT-D	抗がん剤	アクチノマイシンD	コスメゲン
AMK	抗菌薬	アミカシン硫酸塩	アミカシン硫酸塩
AMPC	抗菌薬	アモキシシリン	パセトシン，サワシリン
AMPC・CVA	抗菌薬	アモキシシリン・クラブラン酸	オーグメンチン
AMR	抗がん剤	アムルビシン	カルセド
ANA	抗がん剤	アナストロゾール	アリミデックス
Ara-C	抗がん剤	シタラビン	キロサイド
AZM	抗菌薬	アジスロマイシン	ジスロマック
BLM	抗がん剤	ブレオマイシン	ブレオ
BUS	抗がん剤	ブスルファン	ブスルフェクス
CAM	抗菌薬	クラリスロマイシン	クラリス，クラリシッド
CAP	抗がん剤	カペシタビン	ゼローダ
CAZ	抗菌薬	セフタジジム	モダシン
CBDCA	抗がん剤	カルボプラチン	パラプラチン
CBZ	抗てんかん薬	カルバマゼピン	テグレトール
CCL	抗菌薬	セファクロル	ケフラール
CDDP	抗がん剤	シスプラチン	ランダ
CDTR-PI	抗菌薬	セフジトレンピボキシル	メイアクトMS
CET	抗菌薬	セファロチン	コアキシン
CEX	抗菌薬	セファレキシン	ケフレックス
CEZ	抗菌薬	セファゾリン	セファメジンα
CFDN	抗菌薬	セフジニル	セフゾン
CFIX	抗菌薬	セフィキシム	セフスパン
CFPM	抗菌薬	セフェピム	マキシピーム
CFPN-PI	抗菌薬	セフカペンピボキシル	フロモックス
CLB	抗てんかん薬	クロバザム	マイスタン

略語	薬剤分類	一般名	商品名
CMNX	抗菌薬	セフミノクス	メイセリン
CMZ	抗菌薬	セフメタゾール	セフメタゾン
CPA	抗がん剤	シクロホスファミド	エンドキサン
CPDX-PR	抗菌薬	セフポドキシムプロキセチル	バナン
CPFX	抗菌薬	シプロフロキサシン	シプロキサン
CPT-11	抗がん剤	イリノテカン	カンプト
CPZ-SBT	抗菌薬	セフォペラゾン・スルバクタム	スルペラゾン
CTM	抗菌薬	セフォチアム	パンスポリン，ハロスポア
CTRX	抗菌薬	セフトリアキソン	ロセフィン
CTX	抗菌薬	セフォタキシム	セフォタックス，クラフォラン
CXD	抗菌薬	セフロキサジン	オラスポア
CXM-AX	抗菌薬	セフロキシムアキセチル	オラセフ
CZOP	抗菌薬	セフォゾプラン	ファーストシン
CZP	抗てんかん薬	クロナゼパム	リボトリール
DMCTC	抗菌薬	デメチルクロルテトラサイクリン	レダマイシン
DNR	抗がん剤	ダウノルビシン	ダウノマイシン
DOC, DTX, TXT	抗がん剤	ドセタキセル	タキソテール
DOXY	抗菌薬	ドキシサイクリン	ビブラマイシン
DTIC, DIC	抗がん剤	ダカルバジン	ダカルバジン
DXR, ADM	抗がん剤	ドキソルビシン	アドリアシン，ドキシル
DZP	抗てんかん薬	ジアゼパム	ダイアップ
EM	抗菌薬	エリスロマイシン	エリスロシン
EPI	抗がん剤	エピルビシン	ファルモルビシン
ESM	抗てんかん薬	エトスクシミド	エピレオプチマル
EXE	抗がん剤	エキセメスタン	アロマシン
FMOX	抗菌薬	フロモキセフ	フルマリン
FRPM	抗菌薬	ファロペネム	ファロム
GBP	抗てんかん薬	ガバペンチン	ガバペン
GEM	抗がん剤	ゲムシタビン	ジェムザール
GM	抗菌薬	ゲンタマイシン	ゲンタシン
IDR	抗がん剤	イダルビシン	イダマイシン
IFM	抗がん剤	イホスファミド	イホマイド

略語	薬剤分類	一般名	商品名
IPM・CS	抗菌薬	イミペネム・シラスタチン	チエナム
ISP	抗菌薬	イセパマイシン	エクサシン
JAN	抗がん剤	ベンダムスチン	トレアキシン
JM	抗菌薬	ジョサマイシン	ジョサマイシン
KM	抗菌薬	カナマイシン	カナマイシン，硫酸カナマイシン
L-PAM	抗がん剤	メルファラン	アルケラン
LEV	抗てんかん薬	レベチラセタム	イーケプラ
LEV	抗がん剤	リュープロレリン	リュープリン
LTG	抗てんかん薬	ラモトリギン	ラミクタール
LVFX	抗菌薬	レボフロキサシン	クラビット
MEPM	抗菌薬	メロペネム	メロペン
MINO	抗菌薬	ミノサイクリン	ミノマイシン
MIT, MXN	抗がん剤	ミトキサントロン	ノバントロン
MMC	抗がん剤	マイトマイシンC	マイトマイシン
MTX	抗がん剤	メトトレキサート	メソトレキセート
NFLX	抗菌薬	ノルフロキサシン	バクシダール
NGT	抗がん剤	ノギテカン	ハイカムチン
OFLX	抗菌薬	オフロキサシン	タリビッド
OHP	抗がん剤	オキサリプラチン	エルプラット
PAPM・BP	抗菌薬	パニペネム・ベタミプロン	カルベニン
PB	抗てんかん薬	フェノバルビタール	フェノバール
PCG	抗菌薬	ベンジルペニシリン	ペニシリンGカリウム
PEM	抗がん剤	ペメトレキセド	アリムタ
PHT	抗てんかん薬	フェニトイン	アレビアチン
PIPC	抗菌薬	ピペラシリン	ペントシリン
PRM	抗てんかん薬	プリミドン	プリミドン
PTX, TXL	抗がん剤	パクリタキセル	タキソール
RET	抗がん剤	レトロゾール	フェマーラ
RXM	抗菌薬	ロキシスロマイシン	ルリッド
SM	抗菌薬	ストレプトマイシン	硫酸ストレプトマイシン
ST	抗菌薬	スルファメトキサゾール・トリメトプリム	バクトラミン，バクタ
TAM	抗がん剤	タモキシフェン	ノルバデックス

略語	薬剤分類	一般名	商品名
TAZ・PIPC	抗菌薬	タゾバクタム・ピペラシリン	ゾシン
TC	抗菌薬	テトラサイクリン	アクロマイシン
TFLX	抗菌薬	トスフロキサシン	オゼックス
TMZ	抗がん剤	テモゾロミド	テモダール
TOB	抗菌薬	トブラマイシン	トブラシン
TPM	抗てんかん薬	トピラマート	トピナ
TS-1, S-1	抗がん剤	テガフール・ギメラシル・オテラシルK	ティーエスワン
VCM	抗菌薬	バンコマイシン	塩酸バンコマイシン
VCR, LCR	抗がん剤	ビンクリスチン	オンコビン
VDS	抗がん剤	ビンデシン	フィルデシン
VLB, VBL	抗がん剤	ビンブラスチン	エクザール
VNB, VNR	抗がん剤	ビノレルビン	ナベルビン
VP-16	抗がん剤	エトポシド	ベプシド, ラステット
VPA	抗てんかん薬	バルプロ酸	デパケン
ZNS	抗てんかん薬	ゾニサミド	エクセグラン
ZOL	抗がん剤	ゴセレリン	ゾラデックス

カルテの略語を攻略せよ！

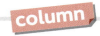

阿部誠也，鈴木正論

- 医療現場ではさまざまな略語が使用され，カルテにもそれが記載されていることが多い．
- 薬剤に関連する略語も多く，どのような治療が行われているのか，これから行われるのかを知るうえでは重要となる．

※薬剤名に関する略語は略語一覧を参照．

表1 ● 投与方法関連の略語

略語	英語	日本語
CV	central vein	中心静脈
DIV	drip infusion of vein	点滴静脈注射
HPN	home parenteral nutrition	在宅静脈栄養
IM	intramuscular injection	筋肉注射
IV	intravenous injection	静脈注射
PO	per os	経口投与
SC	subcutaneous injection	皮下注射
PPN	peripheral parenteral nutrition	末梢静脈栄養
TPN	total parenteral nutrition	中心静脈栄養

表2 ● その他薬剤関連の略語

略語	英語	日本語
CAPD	continuous ambulatory peritoneal dialysis	持続携行式腹膜透析
CHD	continuous hemodialysis	持続的血液透析
DI	drug information	医薬品情報
Do処方	ditto（ラテン語）	前回と同じ処方
Epi	epidural anesthesia	硬膜外麻酔
GI療法	glucose-insulin therapy	グルコース・インスリン療法
HD	hemodialysis	血液透析
PCA	patient controlled analgesia	自己調節鎮痛法
SE, AE	side effect, adverse event	副作用
TDM	therapeutic drug monitoring	治療薬物濃度モニタリング

第1章
リスク管理に活かすために

第1章　リスク管理に活かすために

① なぜ薬剤の知識が必要なのか？

宮越浩一

1 リハビリテーションと薬剤

- リハビリテーションの対象となる患者はさまざまな疾患をもっており，治療が並行して行われていることが多い．
- 疾患の治療は，外科的治療と内科的治療に大別されるが，内科的治療の主となるのは薬剤による治療である．
- 薬剤には，疾患を治療する効果（益）と，さまざまな副作用（害）があり，益と害のバランスから，治療適応が判断される．
- 治療効果と副作用の出現状況は患者ごとに異なるため，その反応を観察しつつ疾患の治療が継続されることとなる．
- リハビリテーションの効果は，疾患の重症度や治療状況に大きく影響を受けるため，実施にあたっては，疾患の治療状況を把握することが重要となる．
- また，副作用による合併症の発生や，副作用がリハビリテーションの阻害因子となることもあるため，リハビリテーションプログラムにおいては，これらも考慮する必要がある．

2 薬剤から疾患の治療状況を知る

- リハビリテーションを進めるにあたって，疾患の治療状況を把握することが必要である．**使用されている薬剤から疾患の治療状況を知ることが可能**である（表1）．
  - ▶ 複数の疾患をもっている患者は多くいるが，使用中の薬剤により，活動性の疾患と，治療の必要がない疾患との判別が可能となる．
  - ▶ 薬剤の変更が行われた場合には，患者の状態に何らかの変化が生じていると考えることができる．
- これらから，現在活動性のある疾患，治癒に向かっている疾患，副作用のリスクなどの判断を行い，リハビリテーションプログラムに反映することとなる．

表1 ● 薬剤の処方状況と疾患の治療状況

薬剤の処方状況	解釈	例
カルテに病名があり，関連する薬剤が処方されている場合	● 疾患の活動性があり，治療が必要な状態	プロブレムリストに「胃潰瘍」の病名があり，H_2受容体拮抗薬が処方されている →活動性の胃潰瘍があり，治療の継続が必要な状態
カルテに病名があるが，関連する薬剤は処方されていない場合	● 疾患は安定しており，治療が不要な状態	プロブレムリストに「胃潰瘍」の病名があるが，消化器系の薬剤は処方されていない →胃潰瘍は既往歴であり，現在は治癒・安定した状態
新しく処方された薬剤がある場合	● 新規に発症した疾患がある ● 疾患の増悪や再燃がある	抗不整脈薬が新規に処方された →治療が必要な不整脈が新規に発症した
薬剤が増量された場合や追加された場合，薬効の強い薬剤に変更された場合	● 疾患の増悪や再燃がある ● 薬剤の効果が不十分と判断された	糖尿病が内服で治療されていたが，インスリン注射が追加された →糖尿病は十分治療されておらず，さらに強力な治療が必要な状態
薬剤が減量された場合や薬効の弱い薬剤に変更された場合	● 疾患が改善傾向にある ● 薬剤の副作用が疑われる	糖尿病がインスリンで治療されていたが，内服に切り替えられた →糖尿病は改善傾向にある （または） →低血糖が頻繁に起きている
薬剤が中止された場合	● 疾患が治癒したと判断された ● 薬剤の副作用があった	肺炎に対して抗菌薬が投与されていたが，中止となった →肺炎は治癒した （または） →抗菌薬によるアレルギーなど重大な副作用が生じた

3 ゴール設定

- リハビリテーションの効果を最大限とし，効率的に治療を進めるためには，適切なゴール設定を行うことが必要となる．
- リハビリテーションのゴール設定のためには，疾患の治療状況を把握し，**ゴールを予測**することが必要となる．
  - ▶ 疾患の治療状況としては，治療内容・治療に対する反応を把握する．
  - ▶ この際，前述したように薬剤の処方状況も参考とする．
- 薬剤の副作用により合併症が誘発される場合や，副作用がリハビリテーションの阻害因子となることがある．これらを考慮して総合的にゴール設定を行う（図）．

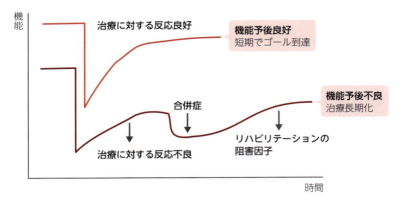

図 ● 機能回復のイメージ
機能予後には，治療に対する反応，合併症の発生，リハビリテーションの阻害因子が影響する

4 薬剤が誘発する合併症

- 薬剤による副作用はさまざまな症状変化や合併症の誘因となることがある（表2）．
- リハビリテーションの対象となる患者は虚弱であることも多く，合併症のリスクが高く，合併症による影響は大きくなりがちである．
- 合併症の発生は機能予後を不良とし，在院日数を長期化する可能性がある．これは治療成績を不良とし，患者の満足度を低下させうる．
- リハビリテーションによる治療成績を最善のものとするためには，治療期間中に生じる合併症を予防し，合併症が発生した際には早期に対応する必要がある．
- **使用されている薬剤を把握し，その薬剤から誘発される可能性がある合併症を知っておくことも必要である．**
- セラピストは患者と長時間接するため，副作用の症状を早期に発見できることもある．これを医師や看護師に報告することで合併症の発生を予防できる可能性がある．

5 リハビリテーションの阻害因子となる副作用

- 薬剤による副作用はリハビリテーションの阻害因子となることも多い（表3）．
- リハビリテーションの阻害因子としては，意識障害など精神機能に影響するもの，筋力低下など身体機能に影響するもの，消化器症状など栄養状態に影響するもの，そのほか重要臓器に影響することで全身状態を不安定化させるものなどがあげられる．
- リハビリテーションの阻害因子があることで，ゴールとなる機能予後は不良となり，治療期間は長期化する．

表2 ● 副作用による症状変化や合併症

	合併症
循環器系	不整脈・動悸 血圧低下 血圧上昇 心不全 浮腫
呼吸器系	呼吸困難 肺塞栓症 肺炎
中枢神経系	痙攣 意識障害 錐体外路症状（転倒や嚥下障害）
内分泌・代謝系	低血糖・高血糖，電解質異常
運動器系	骨萎縮・骨折
そのほか	アレルギー（アナフィラキシー，薬疹）

表3 ● リハビリテーションの阻害因子となる副作用

	副作用
精神機能に影響	意識障害・傾眠傾向 せん妄 認知機能低下 うつ傾向 倦怠感
身体機能に影響	筋萎縮・筋力低下 末梢神経障害
栄養状態に影響	食思不振・低栄養 悪心・嘔吐，下痢
全身状態を不安定化するもの	発熱（薬剤熱） 貧血・脱水 起立性低血圧 動悸 呼吸困難

- リハビリテーションプログラムにおいては，薬剤の副作用がどの程度ゴール設定に影響を与えるかを考慮する必要がある．
- 薬剤の副作用がリハビリテーションの阻害因子となっている場合，その副作用は長期化するのか，改善する可能性はあるのか，副作用の少ない薬剤への変更は可能なのか，などを考慮する．

6 副作用による事故の誘発

- 薬剤による副作用が，事故を誘発する場合もある．
- 転倒は医療機関で発生する事故として頻度が高く，結果が重大となることがあり，十分な対策が必要である．
  - ▶ 転倒はふらつき，傾眠傾向，起立性低血圧，筋弛緩，錐体外路症状，頻尿を生じる薬剤で誘発される．
  - ▶ 抗血栓薬など**出血傾向を生じる薬剤が併用されている場合，転倒すると頭蓋内出血を生じる**など，重篤な結果となることがある．
- 頻度は低いものの，重篤な結果となるものに窒息が挙げられる．
  - ▶ 窒息は傾眠傾向，錐体外路症状による嚥下障害を生じる薬剤で誘発される場合がある．
  - ▶ 嚥下機能に応じた食形態に変更し，見守りをするなど，予防策が必要となる．

7 点滴ラインに関する事故

- 点滴ラインのある患者では，そのラインの種類，投与されている薬剤の内容などを知っていることも求められる．
- 薬剤が点滴から投与されている場合，体動による事故抜去や皮下漏出にも注意する必要がある．
- 点滴ラインは，末梢静脈ラインと中心静脈ラインに分類できる．
- 中心静脈ラインではライン切断や接続部のはずれにより静脈内に空気が流入し，空気塞栓症を生じる場合もある．**空気塞栓症は重篤な結果になる場合もあり，特に注意が必要**である．
- 皮下漏出により，軟部組織の壊死など重大な結果となる薬剤もある．**危険性の高い薬剤を投与されている時間帯の練習は避ける**など，予防策が必要となる．

8 医療関連感染

- 薬剤により免疫機能が低下し，易感染性を生じる場合もある．
  - ▶ ステロイド，抗がん剤，免疫抑制薬などは，特に易感染性を生じやすい．
- 抗菌薬による菌交代現象で，多剤耐性菌を生じる場合もある．
  - ▶ 多剤耐性菌は虚弱な患者で感染が生じやすく，治療抵抗性があるため，対応に難渋する場合が多い．
- 「院内感染」が生じると，患者や家族の不満，病院の評価の低下につながる危険性がある．
  - ▶ すべての患者に対して確実に標準予防策を実施することが基本である．
  - ▶ 接触予防策，飛沫予防策，空気予防策が必要な患者を識別し，必要な場合には正しい経路別予防策を実施することも必要である．

9 セラピストの評価を治療に反映する

- 薬剤はさまざまな副作用を生じる可能性があり，必要がない薬剤は終了する必要がある．
- 高齢者では複数の疾患をもっていることが多く，複数の薬剤を処方されていることも多くなる（ポリファーマシー；第1章-④，p.29参照）．
  - ▶ ポリファーマシーは転倒や認知機能低下など，さまざまな問題の原因となる．
  - ▶ 薬剤が処方されている理由を知ることで，その薬剤の継続が必要かを吟味するこ

とが可能となる．

- セラピストは1単位20分と比較的長時間にわたって患者と接しているため，患者の訴えや身体所見を詳細に把握することができる．
  - ▶ 例：鎮痛薬が処方されている患者で，疼痛が軽減している場合には，鎮痛薬の減量や中止が可能である．
  - ▶ 例：睡眠薬が処方されている患者でも，ある程度の時間睡眠がとれており，翌日に症状がないようであれば，睡眠薬の減量や中止が可能である．
- **評価結果を医師や看護師に報告し，患者の治療に反映する**ことで治療効果を最大限とすることが可能となる．

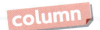

薬剤調整を医師に依頼する方法（SBAR）

宮越浩一

セラピストが薬剤の知識をもつことで，薬剤による副作用の早期発見や，必要のない薬剤が継続して処方されていることに気づくことができる．しかし，薬剤の減量・中止や変更を医師に提案することは，ハードルが高いと感じられる場面もあると思われる．

安全で質の高い医療を提供するためには，職種を超えたチームでの取り組みが必要である．医療のパフォーマンス向上と患者の安全を高めるため，米国のAHRQ（Agency for Healthcare Research and Quality）から，Team STEPPS（Team Strategies and Tool to Enhance Performance and Patient Safety）が開発されている．ツールとしては，リーダーシップ，状況モニター，相互支援，コミュニケーションの4つから構成される．コミュニケーションツールとしては，SBARが用いられている．これは，状況（**S**ituation），背景（**B**ackground），評価（**A**ssessment），提案（**R**ecommendation）の頭文字である（**表**）．

表 ● SBARの内容

状況（S）	患者に何が起きているのか
背景（B）	患者の臨床的背景
評価（A）	起きている問題に対する自分の考え
提案（R）	だから何をしてほしいか

例えば，睡眠薬の持ち越し効果で日中の傾眠傾向があり，リハビリテーションの阻害因子となっている場合は，以下のように伝達する．

- **状況**：日中に傾眠傾向があり，リハビリテーションが進みにくい状況です．
- **背景**：睡眠薬が処方されていますが，夜間はある程度眠れているようです．
- **評価**：睡眠薬による傾眠傾向が危惧されます．
- **提案**：睡眠薬の減量や中止を検討していただけますでしょうか？

これにより，シンプルかつ説得力をもって医師に自分の意見を伝えることが可能となる．

第1章 リスク管理に活かすために

② 薬剤の基礎知識

阿部誠也，鈴木正論

1 治療薬の剤形，投与方法

- 薬剤にはさまざまな投与経路があり，それぞれにあった多種多様な剤形が存在する（表）．
  ▶ 例えば，錠剤の内服が困難な患者に対して工夫された錠剤として，口腔内崩壊錠（OD錠）がある．口腔内崩壊錠とは口腔内で速やかに溶解または崩壊させて服用できる錠剤を示す．

表 ● 薬剤の投与方法と剤形

投与経路	適応する剤形
脈管内	注射剤
経口	錠剤
	カプセル
	散剤
	顆粒剤
	液剤
	シロップ剤
	経口ゼリー剤
直腸	坐剤
	注腸剤
	直腸用半固形剤
口腔内	舌下錠
	口腔用スプレー剤
	口腔用半固形剤
気管支・肺	吸入剤

投与経路	適応する剤形
鼻	点鼻剤
耳	点耳剤
皮膚	貼付剤
目	点眼剤
	眼軟膏剤
膣	膣錠
	膣用坐剤
皮膚	外用固形剤
	外用液剤
	スプレー剤
	軟膏剤
	クリーム剤
	ゲル剤
	貼付剤
	テープ剤
	パップ剤

※第十七改正日本薬局方をもとに記載

- 例としてガスター®D錠やオルメテック®OD錠など〜D錠，〜OD錠という名前がついている．
- 経口投与が不可能で，胃や腸，鼻などの管からの投与が必要な患者の場合，簡易懸濁法という方法がある．
  - 簡易懸濁法とは，錠剤粉砕や脱カプセルをせずに，錠剤・カプセル剤をそのまま温湯（55℃）に崩壊懸濁させて胃や腸，鼻などの管から薬を投与する方法である．
  - 以前は慣習的に「つぶし（粉砕）」が行われてきたが，薬剤は消化管内において錠剤であれば崩壊，カプセル剤であれば溶解するように製造されている．簡易懸濁法により，錠剤を粉砕したりカプセルを開封することによるリスクを回避することができる．
- そのほかにも，同じ成分の薬剤において錠剤だけでなく，貼付剤や坐剤など，錠剤以外の剤形への変更が可能な薬がある．飲み込みが困難な患者を見つけたら医師や薬剤師に剤形変更の相談をしてみるとよい．
- 薬剤をプラスチックのシートから取り出すのが難しい患者に対しては，薬局で一包化を依頼するとよい．薬剤の安定性の問題で一包化できない場合もあるが，飲み忘れの防止にもつながる．
- 服薬補助ゼリーを用いると内服のサポートになる．薬剤との配合変化も配慮されたゼリーもあり，配合変化がなるべく起きないよう工夫されている．

2 処方箋の見かた（図1）

- 処方箋とは医師が患者の病気の治療に必要な薬剤の種類や量，服用法を記載した書類である．
- 院外の保険薬局で薬剤をもらうときに発行される処方箋には氏名，生年月日，性別といった患者情報，処方箋発行元の医療機関名や連絡先，処方医名，ジェネリック医薬品への切り替え，分割調剤の回数についての情報などが記載されている（図1）．
  - 入院処方や院内で薬をもらうときの処方箋はやや形式が違うが，ほぼ同様の記載内容が義務づけられている．
- 処方箋には有効期限があり，発行日を含めて4日間とされている（日曜や祝日も含む）．
- 処方箋は原則として，全国どこの保険薬局へ持っていっても，対応してもらえることとなっている．

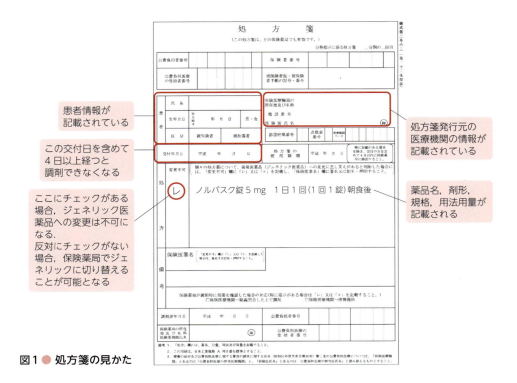

図1 ● 処方箋の見かた

3 ジェネリック医薬品

- ジェネリック医薬品とは先発医薬品の特許期間満了後，先発医薬品と効き目が同等であることを証明するさまざまな試験（規格試験，安定性試験，生物学的同等性試験）を実施し，厚生労働省の承認を得て製造・販売する医薬品のことである．
- 開発費用を抑えられるため薬価が低く設定されることが多く，有効成分は同じであっても，添加物等の副成分は先発医薬品と違うこともある．
- 基本的に先発品とジェネリック医薬品は適応が同じであるが，なかには適応が違うものも存在する．
- ジェネリック医薬品の情報はPMDA（医薬品医療機器総合機構）のホームページ〔www.pmda.go.jp〕で添付文書やインタビューフォーム（添付文書をより詳しくしたもの）で見ることができる．
- 先発医薬品とジェネリック医薬品の同等性の評価については，米国のオレンジブックに習って，日本ジェネリック製薬協会が「オレンジブック総合版〔www.jp-orangebook.gr.jp〕」として，インターネット上で公開している．

第1章 ②薬剤の基礎知識

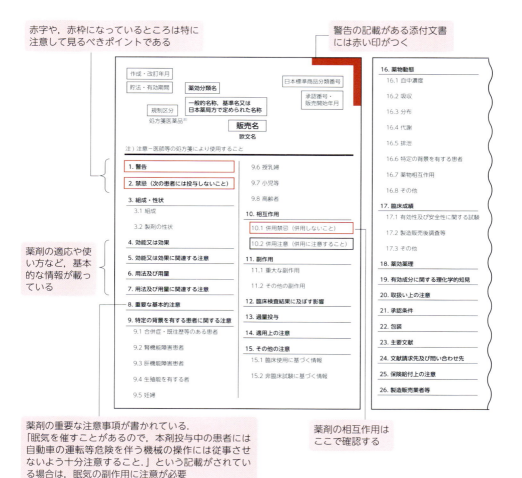

図2 ● 添付文書の見かた

2019年4月に添付文書の記載要領が改正されており，この図も新記載要領に基づいて作成している．2024年3月までは新記載要領への切り替えのための経過措置期間となっており，新旧両方の記載要領に基づく添付文書が医療現場に存在する．

4 添付文書（図2）

- 添付文書とは患者の安全を確保し医薬品の適正使用を図るうえで，最も基本的で重要な"公的"文書である．記載形式は定まっており，医薬品を使用する際の用法用量や適応（どの疾患に対して使用できるのか），併用薬の注意項目や副作用情報などが記載されている．

- 特に重要な部分や警告は赤字になっており，禁忌や原則禁忌，併用禁忌や原則併用禁忌は赤枠で囲まれている．
  - ▶ 例えばその薬剤が眠気にどのくらい影響を及ぼすのかを知りたいとき，副作用の項目で眠気がどれくらいの頻度で起こっているのかを調べることも可能である．
  - ▶ 眠気に注意が必要な薬剤については使用上の注意の項目に「眠気を催すことがあるので，本剤投与中の患者には自動車の運転等危険を伴う機械の操作には従事させないよう十分注意すること」という記載もされている．

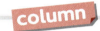

作用と副作用はどう違う？

阿部誠也，鈴木正論

副作用とは

　副作用とは何か．WHOの定義では「有害かつ意図されない反応で，疾病の予防・診断・治療または身体的機能の修正のために人に通常用いられる量で発現する作用」とされている．対になる言葉として，薬本来の目的である病気を治したり，治療の目的に利用されたりする主たる作用（主作用）がある．

　副作用はときに人の命に脅威をもたらすことがあり，死亡例も毎年報告されている．重篤な副作用としては，重症薬疹である皮膚粘膜眼症候群（Stevens-Johnson症候群：SJS）が知られている．これは高熱（38℃以上）を伴って，発疹・発赤，やけどのような水ぶくれなどの激しい症状が，比較的短期間に全身の皮膚・口・目の粘膜にあらわれる病態のことを指す．

作用と副作用

　作用（主作用）と副作用は表裏一体である．乗り物酔い予防や抗アレルギー薬として使われる抗ヒスタミン薬であるジフェンヒドラミン（レスタミンコーワ錠）は副作用として眠気が強いことが知られている．しかし，ジフェンヒドラミンは一般用医薬品（OTC）としてドリエル®という名前で睡眠改善薬として発売されている．この場合，ジフェンヒドラミンによる眠気は副作用ではなく，作用（主作用）ということになる．このように中身は同じ薬でも，作用（主作用）と副作用が入れ違う現象も存在する．

第1章 リスク管理に活かすために

③ 嚥下機能に影響を与える薬剤

平田一耕

1 嚥下障害と影響を与える薬剤

- 嚥下は中枢神経による食物の認知（先行期）→口腔内での咀嚼（準備期）→口腔から咽頭への移送（口腔期）→咽頭から食道への移送（咽頭期）→食道の通過（食道期）という流れで行われる．
- 中枢神経，末梢神経，筋肉の活動および唾液の分泌などが嚥下にかかわっている．薬剤がこれらの機能に影響し，嚥下障害を生じることがある．嚥下機能に影響を与える薬剤とそのメカニズムを**表**に示す．
- 高齢者および，脳卒中や神経変性疾患など嚥下障害の危険因子をもっている患者では，さらに薬剤の影響は大きくなりやすい．

表 ● 嚥下障害をひき起こす可能性のある薬剤とそのメカニズム

嚥下障害をひき起こす可能性のある薬剤	嚥下障害をひき起こすメカニズム	第2章参照
向精神薬	鎮静作用，筋弛緩作用，錐体外路症状，口腔乾燥など	C-①〜③
抗コリン薬（抗パーキンソン病薬，消化性潰瘍治療薬などの一部，三環系抗うつ薬，四環系抗うつ薬含む）	鎮静作用，口腔乾燥，下部食道括約筋の緊張低下，筋肉の機能障害など	B-③ C-② H-①
鎮咳薬	嚥下反射の低下，嚥下反射の低下，口腔乾燥など	
制吐薬	鎮静作用，錐体外路障害など	H-③
抗がん剤（ビンクリスチン，その他のアルカロイド，プラチナ製剤など）	嚥下反射の低下，咽頭，喉頭の絞扼感など	I-①
オピオイド	鎮静作用，口腔乾燥，嚥下反射の低下など	I-②
抗ヒスタミン薬	鎮静作用，口腔乾燥など	A-③
利尿薬	口腔乾燥など	F-⑥
Ca拮抗薬（降圧薬）	下部食道括約筋の緊張低下など	F-②
スタチン（脂質異常症治療薬）	筋力低下など	E-②
コリン作動薬，コリンエステラーゼ阻害薬（抗認知症薬など）	流涎など	B-④

- 嚥下障害による誤嚥性肺炎は生命予後や機能予後などに影響する重大な合併症となる．
- 窒息事故は死に至る場合や，低酸素脳症となる危険性があり，重篤な結果につながる．
- 嚥下障害により食事摂取量が減少することで栄養状態が悪化し，リハビリテーションの阻害因子となる場合がある．
- 薬剤による嚥下障害が疑われる場合，その原因となる薬剤の減量や中止を提案することで，リハビリテーションの効果を最大限とすることが可能となる[1]．

2 嚥下機能を改善する薬剤

- 脳卒中は嚥下障害の原因となる代表的な疾患である．『脳卒中治療ガイドライン2015』には，「嚥下障害による誤嚥性肺炎の予防にアンジオテンシン変換酵素（ACE）阻害薬，シロスタゾール，アマンタジン（いずれも保険適用外）の投与を考慮してもよい（グレードC1）」と記載されている[2]．
- そのほかにも，モサプリド，カプサイシン，半夏厚朴湯なども肺炎を抑制する効果があるとする報告もある．

> **memo ◆筋肉量に影響を与える薬剤**
> - 嚥下反射は筋肉の活動により行われている．重度の筋萎縮は嚥下にも悪影響を与える可能性がある．
> - 近年では筋肉量に影響を与える薬剤も報告されている．以下の薬剤が漫然と長期投与されている場合には注意が必要である．
>   ▶ ループ利尿薬
>   ▶ ステロイド
>   ▶ キサンチンオキシターゼ阻害薬（痛風・抗尿酸血症治療薬）

文献

1) Fusco S, et al：Management of oral drug therapy in elderly patients with dysphagia. Journal of Gerontology and Geriatrics, 64：1-9, 2016
2) 「脳卒中治療ガイドライン2015」（日本脳卒中学会 脳卒中ガイドライン委員会/編），共和企画，2015

④ 高齢者における薬剤

田中　慎，鈴木正論

1 高齢者における薬剤の副作用

◆ 高齢者の副作用に関係する因子

- 高齢者では下記に示すような生理学的特徴があり，薬剤の副作用が生じやすくなる（表1）．また，副作用による影響も大きくなりがちであり，合併症を生じやすくなる傾向がある．
- さらに，副作用がリハビリテーションの阻害因子として，治療結果に大きな影響を与える場合がある．

　1) **吸収**：胃酸分泌の低下，消化管の血流や吸収面積の低下などにより消化管を介した薬物の吸収が減少するため薬物の効果発現が遅くなりやすい．

　2) **分布**：薬物の体内分布が若年者と異なる．体内の水分量が低下するため，水溶性の薬物の血中濃度が高くなりやすい．

表1 ● 加齢に伴う生理学的変化と薬物動態の変化

	加齢に伴う生理学的変化	一般的な薬物動態の変化
1) 吸収	● 消化管運動機能低下 ● 消化管血流量低下 ● 胃内pH上昇	最高血中濃度到達時間延長 （薬剤によっては血中濃度上昇あるいは低下）
2) 分布	● 体脂肪率増大	脂溶性薬物の分布容積増大 （血中半減期延長）
	● 体内水分量減少	水溶性薬物の分布容積減少
	● 血漿中アルブミン濃度低下	酸性薬物の蛋白結合率低下
3) 代謝	● 肝重量減少 ● 肝血流量低下 ● 薬物代謝酵素活性低下	肝クリアランス低下 ※相互作用の影響も重要
4) 排泄	● 腎血流量低下 ● 糸球体ろ過量低下 ● 尿細管分泌低下	腎クリアランス低下 ※高齢者で特に影響が大きい

（文献1より引用）

3) **代謝**：肝臓の血流が低下し，薬物が代謝されにくくなるため血中濃度は高くなりやすい．
4) **排泄**：腎臓の機能低下がみられる．そのため，薬物が腎臓から排泄されにくくなり血中濃度は高くなりやすい．

◆ 薬剤起因性老年症候群と主な薬剤
- 高齢者では身体機能や精神機能が低下しており，ADLが低下しやすく，改善しにくい傾向がある．
- 薬剤の副作用によっても，身体機能や精神機能が低下することがあり，リハビリテーションのゴール設定に影響を与えることとなる．
  ▶ これを薬剤性老年症候群という．老年症候群とは，医療や介護・看護を要する高齢者において頻度の高い症候であり，ふらつき・転倒，記憶障害，せん妄，抑うつ，食思不振，便秘，排尿障害などがある[1]．

2 コンプライアンスとアドヒアランス

- 薬剤は処方どおりに使用されることで良好な治療効果が発揮される．また，不適切な使用により副作用の出現リスクは大きくなる．
- 高齢者では，処方薬剤数の増加に伴う処方の複雑化や服用管理能力の低下などに伴い服薬遵守率が低下する．
- 服薬遵守はコンプライアンス，アドヒアランスともよばれる（図1）．
  ▶「コンプライアンス（compliance）」は「患者が医療従事者の指示通り治療を受ける」ことである．
  ▶「アドヒアランス（adherence）」とは「患者が治療方針の決定に賛同し積極的に治療を受ける」ことである．

◆ 服薬アドヒアランス改善のための工夫
- 高齢者では薬剤を適切に使用してもらうための工夫が必要である（表2）．
- 特に認知機能が低下している患者や，独居の患者ではその必要性は高い．

3 ポリファーマシーとは

- 多剤服用のなかでも害をなすものを特にポリファーマシーとよぶ．高齢者の薬物有害事象の増加にかかわるポリファーマシーは，単に服用する薬剤数が多いことではなく，それに関連して薬物有害事象のリスク増加，服薬過誤，服薬アドヒアランス

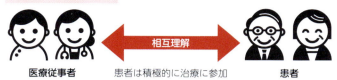
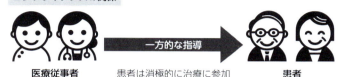

図1 ● コンプライアンスとアドヒアランスの違い

- アドヒアランスとコンプライアンスのどちらも「治療を受ける」という行為においては同じだが，決定的な違いは，「治療を受ける」という行為に対し患者の意思が関わっているかどうかという点である．
- コンプライアンスは医療従事者から患者への一方的な指導関係であるのに対し，アドヒアランスは医療従事者と患者の相互理解をもとにした関係である．
- 患者自身が積極的に参加し，その決定に沿って治療を受けることで，患者が自身の病気を理解し，治療に対しても主体的に関わることになり，より高い治療効果が期待できる．そのため近年ではコンプライアンスという概念よりも，アドヒアランスという考え方が重視されてきている．

（出典：日本ジェネリック製薬協会：知っ得！豆知識 アドヒアランス．JGA NEWS, 116号, p15, 2017）

表2 ● アドヒアランスをよくするための工夫

①服薬数を少なく	降圧薬や胃薬など同効薬2～3剤を力価の強い1剤か合剤にまとめる
②服用方法の簡便化	1日3回服用から2回あるいは1回への切り替え 食前，食直後，食後30分など服薬方法の混在を避ける
③介護者が管理しやすい服用法	出勤前，帰宅後などにまとめる
④剤形の工夫	口腔内崩壊錠や貼付剤の選択
⑤一包化調剤の指示	長期保存できない，途中で用量調節ができない欠点あり 緩下剤や睡眠薬など症状によって飲み分ける薬剤は別にする
⑥服薬カレンダー，薬ケースの利用	

（文献2より転載）

低下等の問題につながる状態である．

- 服用薬剤数が6剤以上であると薬物有害事象の発現頻度が，また，5剤以上であると転倒の発生頻度が高くなるとされている（図2）[4]．

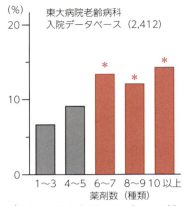
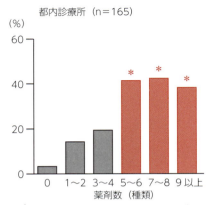

図2 ● 多剤処方と薬物有害事象および転倒の発生リスク
（文献5より転載）
1）＊p＜0.05 vs 1～3剤，2）＊p＜0.05 vs 4剤以下

4 高齢者の安全な薬物療法のために

- 日本老年医学会により，高齢者の薬物療法の安全性を高める目的で「高齢者の安全な薬物療法ガイドライン2015」[5]が作成された．
- 高齢者の処方適正化スクリーニングツールがあり，そのなかで「特に慎重な投与を要する薬物」のリストがあげられている．向精神薬，抗血栓薬，降圧薬，糖尿病治療薬，NSAIDsなど，高齢者に投与される機会が多い薬剤がリストにあげられている．
- 患者の状態を観察し，不必要な薬剤は中止，減量ができないかを医師や看護師などの医療チームで検討することが必要である[5]．

文献

1) 厚生労働省：高齢者の医薬品適正使用の指針（総論編）（2018年6月）[https://www.mhlw.go.jp/content/11121000/kourei-tekisei_web.pdf（2019年7月閲覧）]
2) 「健康長寿診療ハンドブック」（日本老年医学会/編），メジカルビュー社，2011
3) Kojima T, et al：High risk of adverse drug reactions in elderly patients taking six or more drugs: analysis of inpatient database. Geriatr Gerontol Int, 12：761-762, 2012
4) Kojima T, et al：Polypharmacy as a risk for fall occurrence in geriatric outpatients. Geriatr Gerontol Int, 12：425-430, 2012
5) 「高齢者の安全な薬物療法ガイドライン2015」（日本老年医学会，日本医療研究開発機構研究費・高齢者の薬物治療の安全性に関する研究研究班/編），メジカルビュー社，2015

第2章
各疾患の治療薬

第2章 各疾患の治療薬

A. 鎮痛薬, 抗炎症・抗アレルギー薬

重要度 ★★★

① 非ステロイド性抗炎症薬 (NSAIDs)

松田　徹

 表1 ● 代表的な治療薬

A) NSAIDs

作用時間	一般名	商品名	投与法	特徴・副作用
短時間	ジクロフェナク	ボルタレン	内服・坐剤・外用	● 効果は強く, 出現も早い ● 上部消化管障害が比較的多い ● 坐剤では血圧低下を生じることもある ● 効果持続時間を長くした徐放剤も使用される
	ロキソプロフェン	ロキソニン	内服・外用	● 臨床現場で使用される頻度が高い ● 上部消化管障害が比較的少ない
	アスピリン	アスピリン	内服	● 血小板抑制作用があり, 出血傾向を生じることがある ● 上部消化管障害は比較的少ない
	インドメタシン	インテバン	内服・坐剤・外用	● 外用剤として使用されることが多い
	メフェナム酸	ポンタール	内服	● 小児に使用されることも多い
	イブプロフェン	ブルフェン	内服	
中間	エトドラク	ハイペン	内服	● COX-2 選択性が強く, 副作用の軽減がはかられている (memo 参照)
	セレコキシブ	セレコックス	内服	
	ナプロキセン	ナイキサン	内服	● がん性疼痛や腫瘍熱に用いられることも多い
長時間	ピロキシカム	バキソ フェルデン	内服・坐剤・外用	● 慢性疼痛で使用される
	アンピロキシカム	フルカム	内服	

B) NSAIDs以外の鎮痛薬

一般名	商品名	投与法	特徴・副作用
アセトアミノフェン	カロナール	内服	● 抗炎症作用をもたない ● NSAIDs よりも鎮痛作用は劣るが, 副作用が少ない
プレガバリン	リリカ	内服	● 神経障害性疼痛, 線維筋痛症に使用される ● めまい, 眠気を生じることが比較的多い

表2 ● リハビリテーションへの影響

	危惧される問題	代表的な薬剤	頻度	影響
合併症のリスク	上部消化管障害	NSAIDs	★★★	★★☆
	腎障害		★★☆	★★☆
	アスピリン喘息		★☆☆	★★★
	アナフィラキシー		★☆☆	★★★
リハの阻害因子	食思不振	NSAIDs	★★☆	★☆☆
	血圧低下	NSAIDs（坐剤）	★☆☆	★★☆
	浮腫	NSAIDs	★★☆	★☆☆
	めまい	プレガバリン	★★★	★★☆
	傾眠	プレガバリン	★★★	★★☆
事故	転倒	プレガバリン，NSAIDs（坐剤）	★☆☆	★★☆

1 薬剤の基本知識（表1）

◆ NSAIDs

- 非ステロイド性抗炎症薬（nonsteroidal anti-inflammatory drugs：NSAIDs）には，抗炎症作用，鎮痛作用，解熱作用，抗血小板作用などがあり，各種の急性・慢性疼痛や炎症に対して使用される．
- NSAIDsの主な作用は，アラキドン酸からプロスタグランジン（PG）が合成される過程で働くシクロオキシゲナーゼ（COX）とよばれる酵素を阻害することで生じる．
- NSAIDsは通常の錠剤のほか，徐放剤，坐剤，外用剤などの剤形がある．
  - ▶ 徐放剤や外用剤では効果の出現は緩徐であるが，効果は持続する．
  - ▶ 坐剤では効果発現が早く，上部消化管障害はやや少ない．
- 作用時間により，短時間作用型，中間型，長時間作用型に分類される．
  - ▶ 短時間作用型は1日3回使用されることが多く，急性炎症に有用である．
  - ▶ 長時間作用型は1日1回の投与でよく，服薬コンプライアンスが良好である．
- NSAIDsの代表的な副作用として，**胃炎，消化性潰瘍などの上部消化管障害**があげられる．
- 稀ではあるが，重篤な副作用として，アナフィラキシーがある（第2章J-① 抗菌薬参照）．
- ロキソプロフェンのようなプロドラッグ（体内で代謝されることで薬効を示す薬剤）は，上部消化管障害が比較的少ないとされている．

- NSAIDsによる上部消化管障害の予防目的に粘膜増強薬などが併用されることが多い（第3章D-Case⑫参照）.

◆ NSAIDs以外

- アセトアミノフェンは，NSAIDsに比べ鎮痛作用はやや劣るが副作用が少ない.
- プレガバリンは，抗炎症作用はなく，神経系のみに作用して鎮痛作用を発揮する.

2 リスク管理（表2）

合併症予防のために確認すべきこと

- 練習中の痛みを軽減する目的で，練習開始の20～30分程度前に頓用で内服や坐剤のNSAIDsを使用することも有用である.
  - ▶ 坐剤では血圧低下を生じる場合があり，**薬剤の使用歴を確認する**ことが望ましい.
- NSAIDsの副作用による**薬剤性浮腫**の特徴として，圧迫により圧痕のできる**圧痕性浮腫**（pitting edema）であること，**浮腫が全身性に分布**することがあげられる．薬剤性浮腫が生じても練習継続は可能である.

中止を考慮すべき状態

- **上腹部の強い痛み**，急速に生じた痛み，腹壁の硬直を認める場合.
  - ▶ 消化性潰瘍による消化管穿孔を疑う必要がある．腹膜炎に至る可能性があり，診断と治療を優先する.
- **血圧低下・頻脈**を認める場合.
  - ▶ 脈拍数が収縮期血圧の値を上回る場合には注意が必要である.
  - ▶ 消化性潰瘍による活動性の出血を疑う必要がある．出血性ショックによる状態変化の可能性がある.

3 代表的な副作用（表2）

◆ 上部消化管障害

- 上部消化管障害としては**胃炎**の頻度が高い．この場合，胃のもたれ・食思不振などの症状が起きる.
- **胃潰瘍，十二指腸潰瘍**などの消化性潰瘍に至る場合もある．潰瘍からの出血や穿孔を生じた場合，早急な処置が必要となる.

◆ 腎障害

- 頻度は稀だが，急性腎障害を生じる場合がある．
- NSAIDsではプロスタグランジン産生抑制によって，腎血流低下や尿細管の水再吸収亢進が起こるため体液貯留傾向となり，浮腫が起こる．
- 血液検査結果ではクレアチニン（Cr），尿素窒素（BUN）が高値となっていないかチェックする．
- 尿量減少，全身性の浮腫とそれに伴う体重増加などの症状がみられた場合，早めに医師に報告する．

◆ アスピリン喘息

- NSAIDs全般に対する過敏症状は蕁麻疹型と喘息型に分かれる．NSAIDs不耐症・過敏症の喘息型がアスピリン喘息である．
- **アスピリンだけでなくNSAIDs全般に注意が必要**である．また，内服だけでなく外用剤でも起こりうる．
- アスピリン喘息では，**気管支喘息を基礎疾患**としてもつ患者において，NSAIDsで非常に強い喘息発作と鼻症状が誘発されるのが特徴である．苦しい，ゼーゼーするなどの症状がみられた場合，早急に医師へ報告する．

◆ 血圧低下

- ジクロフェナクなどのNSAIDsの坐剤では，使用後に血圧低下を生じる場合がある．
- 練習開始前や，体位変換後のバイタル測定が必要である．

◆ めまい，傾眠

- プレガバリンの副作用として，めまい，傾眠は高頻度にみられる．
- 特に高齢者においては転倒リスクに注意が必要である．

---

memo ◆ NSAIDsの作用と副作用

NSAIDsの主な作用機序はCOXの阻害である．COXにはCOX-1とCOX-2の2種類がある．COX-2阻害により，抗炎症作用と鎮痛作用がもたらされる．一方，COX-1は全身組織に常時発現しており，胃酸の分泌の抑制・止血・腎血流維持など，生体の恒常性維持を司る．そのためCOX-1阻害により，上部消化管障害や腎障害などの副作用が起こる．副作用の軽減目的で，COX-2だけを選択的に阻害する薬剤（エトドラク，セレコキシブ）も開発されている．

第2章 各疾患の治療薬

A．鎮痛薬，抗炎症・抗アレルギー薬

② ステロイド

重要度 ★★★

鵜澤吉宏

表1 ● 代表的な治療薬

	一般名	商品名	投与法	力価 糖質コルチコイド作用	力価 鉱質コルチコイド作用	半減期
短時間作用型	ヒドロコルチゾン	コートリル	内服	1	1	半日弱
		ソル・コーテフ サクシゾン	注射			
	コルチゾン	コートン	内服	0.7	0.7	
中時間作用型	プレドニゾロン	プレドニン プレドニゾロン	内服	4	0.8	1日前後
		水溶性プレドニン	注射			
	メチルプレドニゾロン	メドロール	内服	5	0	
		ソル・メドロール	注射			
	トリアムシノロン	レダコート	内服	5	0	
長時間作用型	デキサメタゾン	デカドロン	内服	25	0	2日前後
		リメタゾン	注射			
	ベタメタゾン	リンデロン	内服・注射・坐剤	25	0	

※このほか，軟膏や点眼などの外用剤が多数ある

表2 ● リハビリテーションへの影響

	危惧される問題	代表的な薬剤	頻度	影響
合併症のリスク	感染症	すべてのステロイド	★★☆	★★☆
	消化性潰瘍		★★☆	★★☆
	高血糖		★★★	★★☆
	大腿骨頭壊死		★☆☆	★★☆
	離脱症候群		★☆☆	★★☆
リハの阻害因子	ステロイド筋症（筋萎縮・筋力低下）	すべてのステロイド	★★★	★★☆
	肥満		★★★	★★☆
	精神障害，せん妄		★★★	★★★
事故	骨萎縮による骨折	すべてのステロイド	★☆☆	★★★

1 薬剤の基本知識（表1）

- ステロイドは副腎皮質から分泌されるホルモンのことで，抗炎症作用や免疫抑制作用などがある．ほとんどの全身の器官や組織に作用しリウマチ性疾患・自己免疫疾患，血液疾患，ショック，悪性腫瘍，重症感染症など広く用いられる．
- ステロイドはその作用時間から，**短時間作用型・中時間作用型・長時間作用型**の3つに分類されている．また剤形としては，経口剤・坐剤・注射剤・外用剤がある．
- ステロイドには糖質コルチコイド作用と，鉱質コルチコイド作用がある．
  - ▶ **糖質コルチコイド**は糖新生，タンパク質・脂質から糖へ変化させるといった糖・脂質・タンパク質の代謝にかかわる．また抗炎症作用，リンパ球・好中球の減少作用などの免疫抑制作用がある．
  - ▶ **鉱質コルチコイド**は水・電解質の代謝作用があり，電解質コルチコイドともよばれ尿中のNaを吸収しKを排出する作用がある．

2 リスク管理（表2）

合併症予防のために確認すべきこと

- ステロイド投与により**消化性潰瘍**を生じやすくなる．このため心窩部痛や下血などがある場合には，血液検査結果も参照し**貧血**がないかを確認する．
- ステロイド投与により**せん妄**を生じやすくなる．夜間の不穏などがあるようであれば，せん妄を疑い日中の覚醒を促すようにする．

- ステロイドを長期に使用している患者では**骨粗鬆症**を伴っている場合がある．筋力測定や筋力トレーニングの際，最大抵抗をかけると骨折が生じる可能性がある．

中止を考慮すべき状態

- 血圧低下，頻脈，心窩部痛，冷汗，吐血・下血などを生じた場合．
  - ▶ 消化管からの**活動性の出血**を疑う必要がある．
- ステロイドを長期に使用している患者が四肢体幹部などに痛みを訴える場合．
  - ▶ 骨萎縮による**骨折**を疑う必要がある．
  - ▶ 股関節痛を訴える場合には，大腿骨頭壊死も疑われる．
  - ▶ X線などによる精査が必要である．

3 代表的な副作用（表2）

- 糖質コルチコイドには糖・脂質・タンパク質の代謝作用がある．
  - ▶ 副作用としてそれぞれの代謝に関連したものがある〔炭水化物代謝（高血糖），タンパク質代謝（筋萎縮，骨萎縮，消化性潰瘍），脂質代謝（肥満），中枢神経系（精神障害）など〕．
- 鉱質コルチコイドはナトリウムの再吸収に関与するため，高血圧・心不全のリスクや低K血症などがある．
- このようにさまざまな副作用の出現があるが，これらは投与量や期間により発現時期が異なる（表3）．
- 投与量の目安は，プレドニゾロン換算で20 mg/日以上で中等量とされる．

◆ 骨粗鬆症

- 長期ステロイド治療を受けている患者の30～50％に骨折が起きるとされ，ステロイド性骨粗鬆症患者の数は多い．
- ステロイドの投与初期から骨折リスクが上がり投与後3～6カ月でピークに達するとされる．ステロイドを投与されている患者では**低用量でも骨粗鬆症を念頭に置く**必要がある．

◆ ステロイド筋症（筋萎縮・筋力低下）

- 副腎皮質ホルモンのタンパク異化作用によって筋肉の細胞成分が分解され，筋肉細胞が線維化する病態である．特に高齢者，栄養不良の患者において発生しやすく，**近位筋の萎縮と筋力低下**で発症する．
- 中等量以上のステロイドを服用している場合に多くみられ，減量とともに改善する．

表3 ● ステロイドの副作用とその発現時期

発現時期	数時間から	数日から	1〜2カ月	3カ月以上
投与量	大量投与 (パルス療法)	中等量以上 (20〜40 mg)	中等量以上 (20〜40 mg)	少量 (20 mg以下) でも
副作用	高血糖 不整脈	高血圧 不整脈 高血糖 精神障害 浮腫	感染症 (細菌) 無菌性骨壊死 (骨頭壊死) 骨粗鬆症 満月様顔貌 肥満 脂質異常症 精神障害 緑内障 ステロイド筋症 消化性潰瘍 高血糖	感染症 (ウイルス・結核) 骨粗鬆症 満月様顔貌 肥満 二次性副腎不全 脂質異常症・動脈硬化 精神障害 白内障・緑内障 ステロイド筋症 消化性潰瘍 高血糖

(文献1より改変して転載)

◆ 感染症

- ステロイドの量や期間と感染症の関係では、ステロイドの量が多ければ多いほど、投与期間が長ければ長いほど感染症のリスクが増加する。積算量が重要とされプレドニゾロン換算で1日量が5 mgと少量であっても、**長期にわたり服用し続けた場合には重症感染症リスクが増加**する。
- 免疫抑制作用などにより肺炎 (ニューモシスチス肺炎など)、真菌症などの感染症を生じる。

◆ 消化性潰瘍

- ステロイド単独では消化性潰瘍のリスクは高くないと考えられているが、非ステロイド性抗炎症薬 (NSAIDs) との併用でそのリスクが高くなる。
- 重度の場合には消化管出血や腸管穿孔に至る場合もある。

◆ 大腿骨頭壊死

- 骨髄内脂肪組織増加、骨髄圧上昇や骨端部脂肪塞栓による血流障害、血液凝固能の亢進など多くの因子の関与が推定されている。
- ステロイド性の大腿骨頭壊死症の特徴としては両側に出現することがある。
- 骨壊死は大腿骨頭だけでなく大腿骨顆部や上腕骨頭にも出現することがある。

◆ 高血糖

- ステロイドによるインスリン抵抗性、肝での糖新生の増強、膵β細胞障害によるインスリン分泌能低下が引き起こされることで耐糖能異常が生じる。

◆ 精神障害・せん妄

- 精神障害は，いわゆる**気分障害**（躁状態，うつ状態，混合状態）とよばれるものが中心である．また統合失調症と同じような精神病の状態となる場合やせん妄となることもある．せん妄は高齢患者に多くみられる．
- せん妄には至らないまでの軽い認知機能の障害がステロイドによって生じることがあり知覚・注意・記憶の機能障害などが生じやすい．

◆ 高血圧

- 電解質代謝作用のあるステロイド（プレドニゾロンなど）はナトリウムの再吸収によるナトリウム貯留作用があり，高血圧を発症する可能性がある．

◆ 離脱症候群

- 長期間ステロイドを使用すると，副腎は萎縮してステロイドをつくる力が弱くなる（**副腎不全**）．この状態でステロイドを急に中止すると，本来副腎からつくられるステロイドが不足するため，低血糖，ショック，下痢，発熱などの症状が生じる可能性がある．

◆ 肥満

- 長期間ステロイドを使用すると，糖・脂質代謝の変化により，肥満を生じることがある．
- ステロイド筋症による筋萎縮・筋力低下も伴うことが多く，重大なリハビリテーションの阻害因子となる．

文 献

1) 大島久二，他：副作用とその予防．「薬剤ごとの違いがわかる ステロイドの使い分け」（山本一彦／編），pp33-43，羊土社，2010

A. 鎮痛薬，抗炎症・抗アレルギー薬
③ 抗ヒスタミン薬

重要度 ★★☆

宮越浩一

表1 ● 代表的な薬剤

分類	一般名	商品名	投与法	特徴・副作用
第1世代	ジフェンヒドラミン	レスタミン	内服・外用	● 即効性があるが，中枢神経抑制作用も強い ● その他の副作用：抗コリン作用（口渇や尿閉），胃腸障害．痙攣を誘発する場合もある
	クロルフェニラミン	ポララミン	内服・注射	
	プロメタジン	ヒベルナ	内服・注射	
	シプロヘプタジン	ペリアクチン	内服	
第2世代	ケトチフェン	ザジテン	内服・外用（点眼・点鼻）	● 持続性があり，副作用は少ない
	フェキソフェナジン	アレグラ	内服	
	エピナスチン	アレジオン	内服・外用（点眼）	
	オロパタジン	アレロック	内服	
	セチリジン	ジルテック	内服	
	ロラタジン	クラリチン	内服	
	レボセチリジン	ザイザル	内服	
	エバスチン	エバステル	内服	

表2 ● リハビリテーションへの影響

	危惧される問題	代表的な薬剤	頻度	影響
リハの阻害因子	中枢神経抑制作用（傾眠傾向，注意障害）	第1世代抗ヒスタミン薬	★★☆	★★☆
事故	転倒（中枢神経抑制作用による）	第1世代抗ヒスタミン薬	★★☆	★★★

1 薬剤の基本知識（表1）

- 抗アレルギー作用をもち，蕁麻疹，皮膚掻痒症，アレルギー性鼻炎など，日常診療で高頻度にみられる疾患に対して使用される．

- 第1世代と第2世代に分類される．
  - **第1世代**の抗ヒスタミン薬は即効性があるため，急性の症状に対して使用しやすい．
  - **第2世代**の抗ヒスタミン薬は持続性があり，副作用も少ない利点がある．
  - **第1世代**の抗ヒスタミン薬では，中枢神経抑制作用による眠気や，抗コリン作用（p.58参照）による口渇や尿閉，胃腸障害などの副作用が多くみられる．

2 リスク管理（表2）

合併症予防のために確認すべきこと

- 中枢神経抑制作用により，**傾眠傾向**や**注意障害**を生じる可能性がある．
- 転倒事故に注意して練習を実施する．

中止を考慮すべき状態

- 重大な副作用はなく，練習中止となる規準はない．

3 代表的な副作用（表2）

◆ 中枢神経抑制作用

- 傾眠傾向を生じる場合がある．
- 眠気を伴わない中枢神経抑制作用もあるとされている（インペアード・パフォーマンス）．
  - この作用により注意力，判断力，作業効率が低下する．
  - 自覚症状を伴わないことが多いため，転倒などの事故に注意が必要である．
- 高次脳機能の評価に悪影響を与える可能性があるため，抗ヒスタミン薬内服中の患者では，中枢神経抑制作用を考慮する必要がある．
- 抑うつ傾向を生じるとする報告もある．

◆ 尿閉

- 抗ヒスタミン薬がもつ抗コリン作用により膀胱収縮力が低下することで排尿が困難となり，尿閉を生じる場合がある．
- 前立腺肥大や脳卒中・脊髄疾患により尿道抵抗がある症例で生じやすい．
- 尿路感染や膀胱尿管逆流による水腎症に至る場合もある．
- 排尿障害の訴えや，腹部膨満感の訴えがある場合には尿閉を疑う．

◆ 口渇

- 抗ヒスタミン薬がもつ抗コリン作用により口渇を生じることがある．
  - ▶ 経口摂取が困難となり，食事摂取量が低下する可能性がある．

> **memo** ◆ 総合感冒薬
> - 一般的な感冒はウイルス感染であるが，感冒に対して有効な抗ウイルス薬はない．このため，感冒に対しては対症療法を行うこととなる．
> - 総合感冒薬の主成分は，アセトアミノフェン（**第2章A-①NSAIDs参照**）と抗ヒスタミン薬である．これらにより感冒による**鼻汁・鼻閉・咽頭痛・頭痛**などの症状緩和を図るものである．
> - 総合感冒薬に含まれる抗ヒスタミン薬は第1世代のものであり，中枢神経抑制作用や，抗コリン作用による口渇や排尿障害などの副作用を生じることがある．

第2章　各疾患の治療薬

B．中枢・末梢神経系疾患の治療薬

① 脳卒中治療薬

重要度 ★★★

田中　慎，鈴木正論

表1 ● 代表的な薬剤

A）脳梗塞治療薬

分類	一般名	商品名	投与法	特徴・副作用
血栓溶解薬	アルテプラーゼ	アクチバシン	注射	・血栓溶解能に優れているが，重篤な出血を生じる場合がある ・発症4.5時間以内に使用される
	ウロキナーゼ	ウロナーゼ	注射	・重篤な出血を生じる場合がある ・脳梗塞治療で使用されることは少ない
抗凝固薬	アルガトロバン	ノバスタンHI スロンノンHI	注射	・発症48時間以内の脳血栓症（ラクナ梗塞除く）に使用される ・出血傾向を生じる
抗血小板薬	オザグレル	カタクロット キサンボン	注射	・くも膜下出血後の脳血管攣縮予防にも使用される ・出血傾向を生じる
脳保護薬	エダラボン	ラジカット	注射	・発症24時間以内に使用される ・出血傾向はきたさない ・筋萎縮性側索硬化症（ALS）に使用される場合もある

B）くも膜下出血治療薬

分類	一般名	商品名	投与法	特徴・副作用
蛋白リン酸化酵素阻害剤	ファスジル	エリル	注射	・遅発性脳血管攣縮を予防および緩解する ・脳血流を改善する ・頭蓋内出血を生じる場合もある

表2 ● リハビリテーションへの影響

	危惧される問題	代表的な薬剤	頻度	影響
合併症のリスク	出血性梗塞	すべての脳梗塞治療薬（エダラボン以外）	★★☆	★★★
	消化管出血		★★☆	★★☆
リハの阻害因子	出血傾向	すべての脳梗塞治療薬（エダラボン以外）	★★☆	★★☆

（次ページへつづく）

(つづき)

	危惧される問題	代表的な薬剤	頻度	影響
事故	転倒による頭蓋内出血	すべての脳梗塞治療薬（エダラボン以外）	★☆☆	★★★
	転倒による皮下出血		★★☆	★☆☆

1 薬剤の基本知識（表1）

◆ 脳梗塞

- 脳梗塞は急性期と慢性期で治療法が異なる．また，病型（アテローム血栓性脳梗塞，ラクナ梗塞，心原性脳梗塞症）によっても治療法が異なる．
- 脳梗塞急性期の治療は主に，**血栓溶解療法**，**急性期抗血小板療法**，**脳保護療法**に分けられている．
- **血栓溶解療法**にはアルテプラーゼが用いられる．
  - ▶ 症状改善の効果は大きいが，重篤な出血をきたすことも少なくない．
- **急性期抗血小板療法**では，オザグレルの点滴投与は，脳梗塞発症5日以内の脳血栓症（心原性脳血栓症を除く）患者に推奨されている．
- **脳保護療法**としては，エダラボンが使用される．
  - ▶ 脳梗塞の際の組織傷害因子であるフリーラジカルを捕捉することで，組織の傷害を軽減する．

◆ くも膜下出血

- くも膜下出血術後，数日を経て高頻度に発生する**脳血管攣縮**は，予後を悪化させる最大の要因であり，ときに死亡の原因ともなる．
  - ▶ 脳血管攣縮はくも膜下出血発症から2週間以内に発生することが多い．
  - ▶ 脳血管攣縮予防のためにファスジルが使用される．

2 リスク管理（表2）

合併症予防のために確認すべきこと

- 脳梗塞治療薬やくも膜下出血治療薬には**出血リスク**のある薬剤が多い．
  - ▶ 出血リスクのある薬剤を使用中の患者では強い抵抗運動などは控えることが望ましい．

- ▶ 特にアルテプラーゼによる血栓溶解療法を施行された患者では，そのリスクが大きい．
- ▶ 転倒による頭蓋内出血や皮下出血のリスクもあるため，通常以上に**転倒には注意**する．

中止を考慮すべき状態

- 脳梗塞，くも膜下出血急性期で**意識レベルの低下**がみられる場合．
  - ▶ 出血性梗塞や脳血管攣縮を疑う必要がある．
- 吐血や下血，血圧低下などを認めた場合．
  - ▶ 消化管出血を疑う必要がある．
- 転倒後に**頭痛**の訴えや，**意識レベルの低下**がみられる場合．
  - ▶ 頭蓋内出血を疑う必要がある．

3 代表的な副作用（表2）

◆ 出血性梗塞

- 出血傾向を生じる治療薬が使用されている場合，脳梗塞の病巣が大きいほど出血性脳梗塞リスクが大きい．
- 意識レベルを日常的に観察し，意識レベルの低下がみられる場合には，疑う必要がある．
- 出血性梗塞が小さい場合には症状を呈さない場合もある．医師の記録や頭部CTの所見も参照することが望ましい．

◆ 消化管出血

- 胃・十二指腸・大腸から出血を生じる場合がある．
- 抗血小板薬，抗凝固薬，NSAIDsなどとの併用が危険因子となりうる．
- 心窩部痛や下血などがないかを日常的に観察する．

◆ 出血傾向

- 血栓溶解薬の使用により出血傾向をきたし，血尿，歯肉出血，皮下出血などを生じる場合がある．
- 出血性梗塞は重篤な結果となることがある．
  - ▶ **頭痛**の訴えや**意識レベルの変動**がないかを日常的に観察する．

第2章 各疾患の治療薬

B. 中枢・末梢神経系疾患の治療薬

② 抗てんかん薬

重要度 ★★★

今井由里恵

 表1 ● 代表的な薬剤

一般名	略号	商品名	投与法	特徴	眠気・ふらつきなど以外の副作用	血中濃度測定の必要性
カルバマゼピン	CBZ	テグレトール	内服	部分発作の第一選択薬だが副作用が多い	皮疹, 汎血球減少, 骨粗鬆症	○
クロバザム	CLB	マイスタン	内服			○
クロナゼパム	CZP	リボトリール	内服			○
ジアゼパム	DZP	ダイアップ	坐剤	小児の熱性痙攣にも使用される		×
エトスクシミド	ESM	エピレオプチマル	内服			×
フェノバルビタール	PB	フェノバール	内服・注射		骨粗鬆症	○
フェニトイン	PHT	アレビアチン	内服・注射	痙攣重積時に使用されることが多い	皮疹, 汎血球減少, 骨粗鬆症, 末梢神経障害	○
プリミドン	PRM	プリミドン	内服		皮疹, 汎血球減少, 骨粗鬆症	×
バルプロ酸	VPA	デパケン	内服	全般発作の第一選択薬	骨粗鬆症	○
ゾニサミド	ZNS	エクセグラン	内服	抗パーキンソン病薬としても使用される		○
ガバペンチン	GBP	ガバペン	内服			○
レベチラセタム	LEV	イーケプラ	内服・注射	薬物相互作用がほとんどない		×
ラモトリギン	LTG	ラミクタール	内服		皮疹, 汎血球減少	○
トピラマート	TPM	トピナ	内服			○

表2 ● リハビリテーションへの影響

	危惧される問題	代表的な原因薬剤	発生時期	頻度	影響
合併症のリスク	皮疹	カルバマゼピン,フェニトイン,プリミドン,ラモトリギン	内服開始後早期	★★★	★★☆
	汎血球減少による出血傾向・易感染			★★☆	★★☆
リハの阻害因子	眠気・めまい・ふらつき・眼振・運動失調	すべての抗てんかん薬	内服期間中	★★★	★★☆
	末梢神経障害	フェニトイン	長期内服後	★☆☆	★★☆
事故	転倒	すべての抗てんかん薬	内服期間中	★★★	★★☆
	骨粗鬆症に伴う骨折	フェニトイン,カルバマゼピン,フェノバルビタール,プリミドン,バルプロ酸	長期内服後	★★☆	★★★

1 薬剤の基本知識（表1）

- 抗てんかん薬はてんかんの治療に使用される薬剤の総称である．
- 抗てんかん薬は多数存在するが，発作の部位と発作の原因の有無により選択される．
- 新規発症のてんかんの場合は単一の薬で開始する．少量から開始し，発作が抑制されるまで漸増する[1]．
  - ▶ 単一の薬では発作が抑制されない場合，他の薬剤への変更や薬剤の追加が検討される．
- 一度痙攣発作が起こっても，初回であれば必ずしも再発予防としての抗てんかん薬は投与しない．
  - ▶ ただし，神経学的異常や脳波の異常等があれば発作の再発の可能性があるため，治療を開始する．
  - ▶ また，高齢者では再発率が高いため初回の発作でも治療を開始することが多い．
- 抗てんかん薬のなかには血中濃度を測定し，至適血中濃度の範囲内で調整するものも多い．その場合には定期的な血液検査が必要となる．
- 抗てんかん薬はしばしば略号で表記される．主な抗てんかん薬に関しては表1に略号を記載した．
- 抗てんかん薬はてんかんの治療だけでなく，それ以外の疾患にも使用されることがある．
  - ▶ カルバマゼピンは偏頭痛の治療に使用されることがある．
  - ▶ ゾニサミドは近年抗パーキンソン病薬として使用されることがある．

- 抗てんかん薬は副作用も多く，ときに命に関わる．また他の薬剤との相互作用により効果が減弱するものもある．

> **memo** ◆ **てんかんとは**
> - てんかんとは，大脳の神経細胞が過剰に興奮して意識障害や痙攣などを発作的に起こす，慢性の脳の疾患である．
> - 発作は突然生じる．代表的な症状としては痙攣があるが，ボーっとする，体がぴくっとする，意識を失ったまま動き回る，感覚障害等を呈することもある．
> - 症状の経過や脳波検査などによって診断する．
> - てんかんの分類はいくつかあるが，発作の原因となる部位による分類，原因の有無による分類が一般的である．
> - リハビリテーションでは脳卒中・脳外傷などの脳の疾患後の症候性てんかんを有する患者にかかわることが多い．

2 リスク管理（表2）

合併症予防のために確認すべきこと

- 抗てんかん薬内服時はしばしば**眠気・めまい・ふらつき・眼振・運動失調**が起こり，**転倒**のリスクとなる．新規の抗てんかん薬開始後は眠気の有無や歩行状況を確認する．
  - ▶ 明らかに抗てんかん薬開始後に起こっているもので，リハビリテーションや日常生活の阻害となっている場合は医師に報告する．
- 一部の抗てんかん薬では，長期内服により**骨粗鬆症**を併発するものがあり，**骨折**しやすくなる．重度の場合は転倒などの受傷に限らず体位変換やおむつ交換，更衣，関節可動域練習等でも骨折する場合がある．
  - ▶ 練習前は過去の骨折の既往や骨粗鬆症の有無を確認する．
  - ▶ 練習後は新規の疼痛の出現，意思疎通困難な場合は苦痛様表情やバイタルサインの変化（頻脈や血圧上昇など）等，骨折を疑う所見がないかを確認する．
  - ▶ 特に脳性麻痺の患者では注意が必要である（長期投与により骨粗鬆症が進行していること，関節拘縮や四肢変形があることにより，骨折は生じやすい）．
- 抗てんかん薬の多くで**汎血球減少**（赤血球・白血球・血小板の減少）が起こりうる．汎血球減少が起こると**出血傾向**，**易感染**を呈することがある．特に内服開始直後〜数カ月は血液検査を確認する．
  - ▶ 血小板減少がある場合は出血傾向となるため，練習中の**打撲・転倒への注意**が必要となる．重錘の使用は点状出血を起こしやすいので避ける．

- ▶ 白血球減少を認める場合は易感染となるため，マスクの着用や介入前の手洗い・手指衛生を徹底する．

中止を考慮すべき状態

- **てんかん発作**を生じた場合．
  - ▶ 発作により転倒・転落の危険性がある．
  - ▶ 発作の原因精査の必要がある．
- 著しい**血球減少**がある場合．
  - ▶ 易感染，易出血の可能性があるため，医師に練習実施の可否を確認する．

3 代表的な副作用（表2）

◆ 眠気・めまい・ふらつき・眼振・運動失調

- ほぼすべての抗てんかん薬で起こりうる．
- 用量が増えるほど起こりやすいが，出現する投与量は患者によって異なる．
- 内服継続中は持続する．
- 転倒のリスクとなるため，リハビリテーション・日常生活の阻害となる場合には医師に報告する．
- 重度の場合は減量もしくは他剤への変更が考慮される．

◆ 皮疹

- 多くの抗てんかん薬で起こりうるが，特にカルバマゼピン，フェニトイン，プリミドン，ラモトリギン等で起こりやすい．
- **皮疹は全身・左右対称に出現**することが多い．どのような皮疹でも疑う必要があるが，カルバマゼピンに特徴的な皮疹としては，小豆大の紅斑や半米粒大の紅色丘疹が生じる"播種性紅斑丘疹"がある．
- Stevens-Johnson症候群（SJS，皮膚粘膜眼症候群）や薬剤過敏症症候群（drug-induced hypersensitivity syndrome：DIHS），中毒性表皮壊死融解症（toxic epidermal necrolysis：TEN）などの**重症薬疹に発展**することがあり，生命にかかわることがある．
- 皮疹を認める場合は原因となる薬剤の中止・変更が検討される．SJS，DIHS，TENなど重篤な副作用を呈した場合は直ちに薬剤中止となる．
- アレルギー機序によって発症する．
- 内服開始1・2週間〜2・3カ月以内に生じる[2]ことが多い．

- 重篤な副作用を呈した場合でも練習実施が可能なことがある．皮膚の脆弱性が強いため，愛護的に介入する．可能であれば医師同席のもと，把持してもよい部位を確認することが望ましい．

◆ 骨粗鬆症

- フェニトイン，カルバマゼピン，フェノバルビタール，プリミドン，バルプロ酸で起こりやすい[2]．
- 長期内服に伴って発症[2]する．
- 意思疎通困難な重症心身障害児に発症した場合には骨折しても発覚しにくいことがあるため，バイタルサインや表情の変化にも注意する．
    - ▶ 打撲・転倒などの受傷だけではなく，体位変換や更衣・関節可動域練習でも骨折しうるため，日常生活動作やリハビリテーションは可能な限り愛護的に介入する．
- 発覚した場合には内服薬の中止・他剤への変更が検討される．
- 骨粗鬆症は原因となる薬剤を中止してもすぐには改善しないため，薬剤中止後も画像検査で骨梁や骨密度の推移を確認する．

◆ 汎血球減少

- 多くの抗てんかん薬で起こるが，特にカルバマゼピン，フェニトイン，プリミドン，ラモトリギンで起こしやすい．
- アレルギー機序によって発症する．
- 内服開始1・2週間〜2・3カ月以内に生じる[2]ことが多いため，血液検査結果を確認する．
- 汎血球減少による出血傾向や易感染のリスクが高い場合は，内服薬の中止・他剤への変更が検討される．

◆ 末梢神経障害

- フェニトインでは，投与量が多い場合や，長期間使用している場合に末梢神経障害をきたすことがある．
- 四肢末梢部の感覚障害などに注意する．

文 献

1) 第3章 成人てんかんの薬物治療．『てんかん診療ガイドライン2018』（日本神経学会/監），pp25-38，医学書院，2018
2) 第7章 抗てんかん薬の副作用．『てんかん診療ガイドライン2018』（日本神経学会/監），pp74-75，医学書院，2018

第2章 各疾患の治療薬

B. 中枢・末梢神経系疾患の治療薬

③ 抗パーキンソン病薬

重要度 ★★★

今井由里恵

 表1 ● 代表的な薬剤

※副作用として,悪性症候群はすべての抗パーキンソン病薬の減量・中止に伴い合併する可能性がある.

分類		一般名	商品名	投与法	特徴・副作用
レボドパ（L-ドパ）含有製剤	L-ドパ単剤	L-ドパ	ドパストン	内服・注射	● 運動症状改善目的に使用 ● 最も効果が高い
			ドパゾール	内服	
	L-ドパ/DCI配合剤	L-ドパ/カルビドパ	ネオドパストン メネシット	内服	● 運動症状改善・ウェアリング・オフの改善目的に使用
		L-ドパ/ベンセラジド	マドパー イーシー・ドパール		
	L-ドパ/DCI/COMT阻害薬	L-ドパ/カルビドパ/エンタカポン	スタレボ	内服	● 他のL-ドパ製剤で日内変動が認められる場合に使用
ドパミンアゴニスト		ブロモクリプチン	パーロデル	内服	● 運動症状改善目的に使用 ● 副作用：幻覚,妄想
		ペルゴリド	ペルマックス		
		カベルゴリン	カバサール		
		タリペキソール	ドミン		
		プラミペキソール	ビ・シフロール ミラペックス		
		ロピニロール	レキップ		
		ロチゴチン	ニュープロ	外用（貼付）	
		アポモルヒネ	アポカイン	注射 （自己注射）	
MAO-B阻害薬		セレギリン	エフピー	内服	● 単独でも運動症状軽減. L-ドパと併用しウェアリング・オフの改善
		ラサギリン	アジレクト		
COMT阻害薬		エンタカポン	コムタン	内服	● L-ドパと併用しオフ症状の改善目的に使用
抗コリン薬		トリヘキシフェニジル	アーテン	内服	● 抗精神病薬によるパーキンソニズムに対して使用 ● 副作用：幻覚,妄想

分類	一般名	商品名	投与法	特徴・副作用
その他	アマンタジン	シンメトレル	内服	● 振戦やジスキネジアに対して使用 ● 副作用：幻覚，妄想
	ドロキシドパ	ドプス	内服	● すくみ足や起立性低血圧に対して使用
	ゾニサミド	トレリーフ	内服	● L-ドパと併用し運動症状改善・オフ時間の短縮目的に使用
	イストラデフィリン	ノウリアスト	内服	● ウェアリング・オフの改善

DCI：dopa-decarboxylase inhibitor（末梢性ドパ脱炭酸酵素阻害薬），
COMT：catechol-O-methyltransferase（カテコール-O-メチル基転移酵素），
MAO-B：monoamine oxidase B（モノアミン酸化酵素B），

表2 ● リハビリテーションへの影響

	危惧される問題	代表的な原因薬剤	発生時期	頻度	影響
合併症のリスク	悪性症候群	すべての抗パーキンソン病薬	急激な減薬・中止	★☆☆	★★★
リハの阻害因子	悪心・嘔吐	L-ドパ配合剤	内服開始早期	★★★	★☆☆
	幻覚・妄想	抗コリン薬，アマンタジン，ドパミンアゴニスト	内服中	★★☆	★★☆
	ウェアリング・オフ	L-ドパ配合剤	内服開始数年後	★★★	★★☆
	ジスキネジア	L-ドパ配合剤，MAO-B阻害薬，COMT阻害薬	内服開始数年後	★★★	★★☆
	起立性低血圧	MAO-B阻害薬	内服中	★★★	★★☆
	眠気	ドパミンアゴニスト	内服中	★★★	★★☆
事故	転倒	多くの抗パーキンソン病薬	内服開始数年後	★★☆	★★☆
	誤嚥・窒息			★★☆	★★☆

1 薬剤の基本知識（表1）

- 現在パーキンソン病の進行を抑制する根本的な治療はなく，抗パーキンソン病薬で不足しているドパミンを補充する，もしくは脳の線条体にあるドパミン受容体を刺激することが治療の中心である[1]．
  - ドパミンを補充する場合，ドパミンそのものは血液脳関門を通過しないため，前駆物質であるL-ドパ（levodopa：レボドパ）が使用される．L-ドパは脳内でドパミンに変換され，効果を発揮する．

- ▶ ドパミン受容体を刺激する薬剤としてはドパミンアゴニストがある．
- 発症早期はL-ドパやドパミンアゴニストが有効だが，約5年でドパミンの作用時間が短縮し，次に薬を内服する前にパーキンソン病の症状が出現することがある．これを**ウェアリング・オフ**という（第3章D-Case⑩，p.229参照）．
- また，長期間の治療により体が勝手に動いてしまう，**ジスキネジア**という症状が出現することがある．脳内のドパミンの濃度が高いときやドパミンの濃度が変化するとき（内服開始直後や内服の効果が切れるとき）に起こることが多い（第3章D-Case⑩参照）．
- ウェアリング・オフやジスキネジアが出現するような進行期のパーキンソン病患者には，個々の症状に応じた工夫の必要がある．ドパミンの脳内での濃度が高すぎることなく，なるべく安定した濃度を保つための薬剤の追加・調整が治療の主体となる．

> **memo** ◆パーキンソン病とは？
> - パーキンソン病は主に中年以降に発症する神経の疾患である．
> - 脳の黒質にあるドパミン神経細胞が次第に減少することによって起こる．
> - 主な症状としては無動（動作が遅くなる）・静止時振戦・筋強剛（手足や体幹のこわばり）・姿勢保持障害（姿勢を立て直すことができない）がある．
> - それ以外には，不眠や突発性睡眠などの睡眠障害や幻覚・妄想・抑うつなどの精神症状，便秘や頻尿・発汗などの自律神経症状も認める．
> - パーキンソン病は，薬物治療や外科的治療に加えリハビリテーションを行うことで症状のさらなる改善やQOL（生活の質）の向上が期待できる[2]といわれており，リハビリテーションの役割は大きい．

2 リスク管理（表2）

合併症予防のために確認すべきこと

- L-ドパ配合剤内服開始初期には**悪心・嘔吐**が出現することがある[3]．練習前に症状の有無を確認する．
- パーキンソン病が進行し症状の日内変動が出現する（ウェアリング・オフ）と，練習の時間にできていることが病棟や自宅ではできないということも起こりうる．日内変動が出現したときにはオフの時間帯や症状を確認する．練習は**オンの時間帯に行う**．
- オフの時間帯での食事摂取は誤嚥や窒息のリスクとなる．食事や摂食嚥下練習はオン時に行うよう時間帯を調整する．
- 起立性低血圧は，立ちくらみやふらつき，眼前暗黒感として出現することや，転倒して発覚することがある．症状を認める際は急な起立を避ける等の動作指導を行う．
- 眠気や過眠，突発性睡眠を認める際は，転倒のリスクとなるため注意を促す．また，運転は控えるよう指導する．

> **中止を考慮すべき状態**

- 抗パーキンソン病薬の急激な減量や中止後に異常な発汗，発熱，バイタルサイン変動などを認める場合，**悪性症候群**を疑う必要がある．

3 代表的な副作用（表2）

◆ 悪性症候群
- 抗パーキンソン病薬を急に中断・減量すると悪性症候群を発症することがある[3]．
- 重症例では多臓器不全となり致死的となりうる．
- 練習時にわかる初期症状としては，異常な発汗，頻脈・動悸，血圧の変動，発熱，急性に増悪する筋強剛・振戦がある．
- 発症すると早急な対応が必要になるため，疑わしい場合は直ちに医師に報告する．

◆ 幻覚・妄想
- パーキンソン病の進行や薬剤により起こることがある．
- 特に抗コリン薬，アマンタジン，ドパミンアゴニストに多いとされる．
  ▶ 高齢者や認知機能低下を認める患者では服用を避ける．

◆ 起立性低血圧
- パーキンソン病の進行や薬剤により起こることがある．
- 代表的な原因薬剤としては，MAO-B阻害薬がある．
- 症状としては立ちくらみやふらつき，眼前暗黒感があるが，自覚症状がないこともある．
- 明らかに薬剤追加後に出現している場合は原因となる薬剤を中止する．

> **memo ◆ DBSとデュオドーパ®療法**
> - パーキンソン病には外科的治療もある．
> - DBS（deep brain stimulation：脳深部刺激療法）は，脳の深部に電極を埋め込み持続的に電気刺激を行うことで，パーキンソン病の症状を改善させる治療法である．振戦や症状の日内変動，ジスキネジアに有効といわれている．
> - デュオドーパ®療法はL-ドパ持続経腸療法ともよばれる．胃瘻を増設した後，胃瘻から先端が空腸まで到達するチューブを挿入し，ゲル状のL-ドパ/カルビドパ配合剤であるデュオドーパ®を持続的に投与する．
> - いずれもL-ドパ治療が有効だが症状の日内変動やジスキネジアが出現し薬剤の調製が困難な患者に考慮される．年齢や併存疾患に応じて選択される．

文献

1) 山田人志:Parkinson病治療薬の選択と使い方.レジデントノート,19(7):1239-1243,2017
2) 第11章 パーキンソン病のリハビリテーション.「パーキンソン病診療ガイドライン2018」(日本神経学会/監修):pp87-89,医学書院,2018
3) 49 パーキンソン病治療薬.「今日の治療薬2019」(浦部晶夫,他/編),pp934-949,南江堂,2019

抗コリン作用

宮越浩一

抗コリン作用をもつ薬剤は数多くある.抗コリン作用は,中枢性の副作用と末梢性の副作用に分けられる.**中枢性の副作用**としては,脳内の伝達であるアセチルコリン系を遮断することによる過鎮静,認知機能低下,せん妄などがあげられる.**末梢性の副作用**としては,副交感神経系の抑制による,口渇・便秘・排尿障害などがある.多様な副作用があるため,これらがリハビリテーションの阻害因子となる場合は多い.また,副作用対策として他の薬剤が追加されることがあり,ポリファーマシーの原因となることもある.

抗コリン作用の強弱はさまざまであり,この影響の強さをスコア化する方法もある.代表的なものとしては,anticholinergic risk scale(ARS)がある(表)[i].これは影響の強さを1〜3点に配点したものである.2点を中等度,3点を高度とする.三環系抗うつ薬,第1世代の抗ヒスタミン薬などは3点で高度とされる.

文献

i) Rudolph JL, et al:The anticholinergic risk scale and anticholinergic adverse effects in older persons. Arch Intern Med, 168:508-513, 2008

表 ● anticholinergic risk scale (ARS)[i]

3点		2点	1点	
アミトリプチリン	フルフェナジン	アマンタジン	エンタカポン	メトカルバモール
アトロピン	プロメタジン	オランザピン	レボドパ/カルビドパ	メトクロプラミド
イミプラミン	ペルフェナジン	クロザピン	クエチアピン	ラニチジン
オキシブチニン		シメチジン	セレギリン	リスペリドン
クロルフェニラミン		セチリジン	トラゾドン	
シプロヘプタジン		ノルトリプチリン	ハロペリドール	
ジフェンヒドラミン		バクロフェン	パロキセチン	
チザニジン		ロペラミド	プラミペキソール	
ヒドロキシジン		ロラタジン	ミルタザピン	

(文献iをもとに代表的なものを抜粋)

第2章 各疾患の治療薬

B. 中枢・末梢神経系疾患の治療薬

④ 抗認知症薬

重要度 ★★★

今井由里恵

表1 ● 代表的な薬剤

分類	一般名	商品名	投与法	特徴・副作用
コリンエステラーゼ阻害薬	ドネペジル	アリセプト	内服	副作用：悪心・嘔吐，下痢，不整脈
	ガランタミン	レミニール		
	リバスチグミン	イクセロン リバスタッチ	外用（貼付）	
NMDA受容体拮抗薬	メマンチン	メマリー	内服	副作用：めまい，眠気，頭痛

表2 ● リハビリテーションへの影響

	危惧される問題	代表的な原因薬剤	発生時期	頻度	影響
合併症のリスク	不整脈	コリンエステラーゼ阻害薬	内服中	★☆☆	★★★
リハの阻害因子	悪心・嘔吐，下痢	コリンエステラーゼ阻害薬	内服開始早期	★★☆	★☆☆
	めまい	NMDA受容体拮抗薬	内服開始早期	★★☆	★☆☆
	眠気	NMDA受容体拮抗薬	内服開始早期	★★☆	★☆☆
	投与中止による認知機能低下	すべての抗認知症薬	長期内服後	★★☆	★★☆
事故	転倒	すべての抗認知症薬	内服中	★★☆	★★☆

1 薬剤の基本知識（表1）

- 抗認知症薬は，認知症に伴う認知機能低下に対して使用される．
- 薬物治療では認知症の完治は困難であり，認知症の進行を少しでも抑制し地域での生活を継続させることが目標となる[1]．
- 治療の中心はコリンエステラーゼ阻害薬であるドネペジル，ガランタミン，リバスチグミン，NMDA受容体拮抗薬であるメマンチンである．
- 認知症のうちアルツハイマー病に対しては，コリンエステラーゼ阻害薬とNMDA受容体拮抗薬が推奨されている[2]．重症度や症状に応じて選択され，両者を併用す

ることもある．
- いずれも副作用の出現の予防のために少量から開始し漸増することが多い．

2 リスク管理（表2）

合併症予防のために確認すべきこと

- コリンエステラーゼ阻害薬の内服開始初期には**悪心・嘔吐・下痢**等の消化器症状が出現することがある．練習前に症状の有無を確認する．嘔吐や下痢が持続する場合は**脱水**をきたしている可能性もあるため，ふらつきの有無も確認する．
- コリンエステラーゼ阻害薬は**不整脈**を起こすことがある．不整脈が出現すると動悸やふらつき，眼前暗黒感等を自覚することがあるため，練習前に症状の有無を確認する．明らかなバイタルサインの変動がある場合や自覚症状を伴う場合は練習の中止も検討する[3]．
- NMDA受容体拮抗薬の内服開始初期には，めまいや眠気が出現することがある．練習前に症状を確認する．

中止を考慮すべき状態

- バイタルサインの変動・随伴症状を伴う**不整脈**が出現した場合．
  ▶「リハビリテーション医療における安全管理・推進のためのガイドライン」での訓練中止を考慮する目安：脈拍40回/分未満，または120〜150回/分以上[3]．

3 代表的な副作用（表2）

◆ 消化器症状

- コリンエステラーゼ阻害薬内服開始早期の消化器症状は内服継続に伴い軽減することが多いが，嘔吐や下痢が持続すると高齢者は容易に脱水をきたしやすいため，**転倒のリスク**となる．
- 副作用に患者が耐えられない場合は減量・中止が検討される．

◆ 不整脈

- コリンエステラーゼ阻害薬では，稀に心室頻拍や心室細動，徐脈等の不整脈が出現することがあり，ときに致死的となりうる．
  - ▶ このため，心疾患や電解質異常のある患者は注意して内服することが勧められている．
  - ▶ しかし，高齢者では未指摘の心疾患や，他疾患に伴い容易に電解質異常を起こすことがあるため，不整脈を発症する危険性がある．
- 不整脈は**動悸**だけでなく，**胸痛**，**悪心**，**意識障害**，**血圧低下**等で発見されることがある．練習中に突然このような症状が出現した場合には，いったん練習を中止してバイタルサインを確認する．

◆ めまい，眠気

- NMDA受容体拮抗薬ではめまいや眠気を生じることがあり，特徴的な副作用である．
- めまいには船酔いに例えられるような浮動性めまい，目の前が回っている回転性めまい，姿勢の変化によって生じる体位性めまいなどがある．
- 内服開始早期に起こることが多く，継続により改善することが多い．

◆ 認知機能低下

- 患者が急に抗認知症薬の内服を中止した場合，急速に認知機能が低下する場合がある．
- 特に入院中は絶食等に伴い内服を中止せざるを得ない場合があるため，注意が必要である．
- 在宅患者では服薬アドヒアランスの低下により中断してしまう可能性もある．内服状況を確認することが必要である．

---

memo ◆ BPSDとは？

- 認知症は中核症状とよばれる認知機能低下のほかに，認知機能低下に伴って出現する症状がある（表3）．これをBPSD（behavioral and psychological symptoms of dementia）とよぶ．
- 代表的なものにアルツハイマー病患者の被害妄想やレビー小体型認知症の幻覚等がある．
- BPSDに対して薬物治療が有効なことがあるが，高齢者は薬剤の副作用が出現しやすいため，慎重に検討される．

表3 ● BPSDの主な症状と薬剤による対策例

症状	例	薬剤による対策例 (第2章C 向精神薬も参照)
焦燥性興奮 易刺激性	● イライラして些細なことで不機嫌になる	リスペリドン,アリピプラゾール,抑肝散など
脱抑制	● 攻撃的になる,暴力を振るう	
異常行動	● 徘徊する	未確立
幻覚・妄想	● 訂正のきかない誤った思い込み ● もの盗られ妄想,被害妄想 ● 家の中に誰かいる気がする	リスペリドン,オランザピン,クエチアピン,アリピプラゾール 抑肝散
不安		リスペリドン,オランザピン,クエチアピン
抑うつ		SSRI,SNRI
自発性や意欲の低下		コリンエステラーゼ阻害薬

SSRI:選択的セロトニン再取込み阻害薬,
SNRI:セロトニン・ノルアドレナリン再取込み阻害薬

文献

1) 久徳弓子,他:認知症の薬物療法. The Japanese Journal of Rehabilitation Medicine,55(8):643-647,2018
2) CQ6-7 Alzheimer型認知症の薬物療法と治療アルゴリズムは何か.「認知症疾患診療ガイドライン2017」(日本神経学会/監),医学書院,pp224-229,2017
3) CQ2-1 不整脈が生じている場合に運動負荷を伴う訓練を行うか.「リハビリテーション医療における安全管理・推進のためのガイドライン第2版」(公益社団法人日本リハビリテーション医学会 リハビリテーション医療における安全管理・推進のためのガイドライン策定委員会/編)p28,診断と治療社,2018

第2章 各疾患の治療薬

B. 中枢・末梢神経系疾患の治療薬

⑤ 筋弛緩薬

重要度 ★★★

今井由里恵

表1 ● 代表的な薬剤

分類	一般名	商品名	投与法	特徴・副作用
中枢性筋弛緩薬	エペリゾン	ミオナール	内服	● 骨関節疾患による筋緊張の緩和に使用 ● 効果は比較的穏やかである
	チザニジン	テルネリン		● 脳血管障害・脊髄障害等による痙縮に使用 ● 副作用：眠気，めまい・ふらつき
	バクロフェン	リオレサール	内服	● 脳血管障害・脊髄障害等による痙縮に使用 ● 副作用：眠気，めまい・ふらつき
		ギャバロン	内服・注射（髄注）	
末梢性筋弛緩薬	ダントロレン	ダントリウム	内服・注射	● 脳血管障害・脊髄障害等による痙縮に使用 ● 悪性症候群の治療にも使用
	A型ボツリヌス毒素	ボトックス	注射	● 局所の痙縮に対して使用

表2 ● リハビリテーションへの影響

	危惧される問題	代表的な原因薬剤	頻度	影響
合併症のリスク	過量投与による意識障害，血圧低下	バクロフェン髄注療法	★☆☆	★★★
	中断による離脱症状	バクロフェン髄注療法	★☆☆	★★★
リハの阻害因子	眠気・めまい・ふらつき	バクロフェン，チザニジン	★★★	★★☆
事故	転倒	バクロフェン，チザニジン	★★☆	★★☆

1 薬剤の基本知識（表1）

- 筋弛緩薬は骨格筋を弛緩させる作用のある薬剤の総称である[1]．
- 筋弛緩薬は脳の疾患や脊髄の疾患等による痙縮に対し使用されることが多いが，頸肩腕症候群，腰痛症候群等の骨関節疾患に伴う筋緊張の緩和に対しても使用されることがある．

- 中枢神経に作用して効果を発揮する**中枢性筋弛緩薬**と，骨格筋に直接作用して筋弛緩作用を示す**末梢性筋弛緩薬**とに分類される[1]．
- 中枢性筋弛緩薬は内服で処方されることが多い．効果が強いバクロフェンやチザニジンは少量から開始し副作用に注意しながら漸増される．
- バクロフェンは，バクロフェン髄注療法（intrathecal baclofen therapy：ITB療法）にも使用される．これは脊髄腔内に挿入したカテーテルを介して脊髄周囲に直接バクロフェンを持続的に投与する治療法である．
- 脳卒中・脊髄損傷後等による上下肢の痙縮に対しては，A型ボツリヌス毒素が使用される．
    - 内服の筋弛緩薬は全身に作用するのに対し，A型ボツリヌス毒素は注射製剤であり痙縮の原因となる筋に直接投与するため，局所のみでの効果が期待できる．
    - A型ボツリヌス毒素は3〜4カ月で効果が切れる[2]ため，反復投与される．

2 リスク管理（表2）

合併症予防のために確認すべきこと

- バクロフェン・チザニジン等の筋弛緩薬では**眠気・めまい・ふらつき**が現れることがあり，転倒のリスクとなる．投与開始後は増量のタイミングや眠気の有無を確認する．
- 自覚症状がなくとも動作能力に影響が出ることがあるため，薬剤調整中は**歩行や移乗動作等の変化を確認**する．
- 投与開始・調整数日後に出現することもあるため，直後だけでなく数日間は症状の変化に注意する．
- 傾眠やふらつき等がリハビリテーションの阻害因子となっている場合は投与量の調整が必要な場合もあるため，医師に報告することが望ましい．

中止を考慮すべき状態

- バクロフェン髄注療法実施中の患者で，**意識障害**や**血圧低下**をきたしている場合．
    - 過量投与を疑う必要がある．
- バクロフェン髄注療法実施中や，投与の中止・減量をされた患者で，**痙縮の著しい増悪**や，**高熱・幻覚・錯乱**などを生じた場合．
    - 離脱症状を疑う必要がある．

3 代表的な副作用（表2）

◆ 眠気，めまい，ふらつき
- 中枢性筋弛緩薬のなかでバクロフェンやチザニジン等に多い副作用だが，チザニジンでは比較的少ないといわれている．
- 用量依存性に起こるが，副作用が出現する投与量は患者によって異なる．
- リハビリテーションや日常生活の阻害因子となっている場合は減量・中止の必要があり，医師に相談する．

◆ 過量投与による傾眠・呼吸抑制
- 投与量が過多となった場合，傾眠・呼吸抑制に至る場合がある．
- バクロフェン髄注療法での過量投与でも起こるが，内服での副作用としても報告されている．

◆ 急激な中止による離脱症状
- バクロフェン髄注療法の急激な中止やポンプの故障などで起こることがある．
- 突然の痙縮の増強の後，高熱，幻覚・錯乱を認め，進行すると横紋筋融解症・多臓器不全を起こし死に至ることもある．
- 治療としては筋弛緩薬の再投与やベンゾジアゼピン系薬（第2章 C-③睡眠薬参照）の投与がある．

文献
1） 53パーキンソン病治療薬．「今日の治療薬2019」（浦部晶夫，他/編），pp972-979，南江堂，2019
2） A型ボツリヌス毒素製剤 ボトックス注用医薬品インタビューフォーム，グラクソ・スミスクライン株式会社，2018

第2章 各疾患の治療薬

B. 中枢・末梢神経系疾患の治療薬

⑥ 排尿障害治療薬

重要度 ★★★

宮越浩一

 表1 ● 代表的な薬剤（排出障害治療薬）

分類	一般名	商品名	投与法	起立性低血圧	特徴・副作用
α₁阻害薬	タムスロシン	ハルナール	内服	有	・半減期：12時間 ・前立腺肥大に適応がある
	ナフトピジル	フリバス	内服	有	・半減期：10時間 ・前立腺肥大に適応がある
	ウラピジル	エブランチル	内服	有	・半減期：12時間 ・女性にも使用可能である
抗コリンエステラーゼ薬	ジスチグミン	ウブレチド	内服	無	・副作用：重篤な副作用としてコリン作動性クリーゼ ・前立腺肥大などにより尿路に抵抗がある場合，膀胱内圧上昇の危険性がある
副交感神経刺激薬	ベタネコール	ベサコリン	内服	無	・消化管機能低下にも使用

 表2 ● 代表的な薬剤（蓄尿障害治療薬）

分類	一般名	商品名	投与法	消化器症状	特徴・副作用
抗コリン薬	プロピベリン	バップフォー	内服	有	・膀胱の平滑筋収縮を抑制
	オキシブチニン	ポラキス	内服	有	
	ソリフェナシン	ベシケア	内服	有	
β₃アドレナリン受容体刺激薬	ミラベグロン	ベタニス	内服	弱	・膀胱の平滑筋収縮を抑制
三環系抗うつ薬	アミトリプチリン	トリプタノール	内服	有	・抗うつ薬であるが，腹圧性尿失禁に対して適応がある ・副作用：眠気，せん妄，起立性低血圧など
	イミプラミン	トフラニール	内服	有	
	クロミプラミン	アナフラニール	内服	有	

表3 ● リハビリテーションへの影響

	危惧される問題	代表的な薬剤	頻度	影響
合併症のリスク	コリン作動性クリーゼ	ジスチグミン	★☆☆	★★★
リハの阻害因子	起立性低血圧	α_1阻害薬	★★☆	★★☆
	消化器症状（口渇，便秘など）	三環系抗うつ薬	★★★	★★☆
事故	転倒	α_1阻害薬	★☆☆	★★☆

1 薬剤の基本知識 (表1, 2)

- 脳卒中やパーキンソン病，脊髄疾患などで**神経因性膀胱**を生じることが多く，失禁や頻尿などは**QOLを阻害**するものとなる．
- 排尿障害は，**排出障害**（尿閉，排尿困難，残尿感）と，**蓄尿障害**（頻尿，尿意切迫，尿失禁）がある．
- **排出障害**に対しては尿道抵抗を減弱させることを目的にα_1阻害薬が使用されることが多い（表1）．
  - ▶ α_1阻害薬の使用により，前立腺や尿道の平滑筋の緊張が緩和され，尿道抵抗が減弱する．
  - ▶ 同時に血管平滑筋も弛緩するため，起立性低血圧を生じやすくなる．
- 膀胱収縮力を増強するためにコリン作動薬（抗コリンエステラーゼ薬・副交感刺激薬）が使用される場合もある．
- **蓄尿障害**に対しては膀胱収縮を抑制するために，抗コリン薬やβ_3アドレナリン受容体刺激薬が使用されることが多い．
- 尿道抵抗の低下による腹圧性尿失禁に対しては三環系抗うつ薬が適応となる（表2）．

> **memo ◆排出障害による尿失禁**
>
> 患者の訴えとして多い頻尿・尿失禁は蓄尿障害によるものが多く，抗コリン薬で治療されることが一般的である．しかし，神経因性膀胱により膀胱収縮力が低下し，膀胱内に尿が充満することによる溢流性尿失禁もある．これは排出障害による尿失禁であり，抗コリン薬は逆効果となる危険性がある．膀胱充満による腹満感や腹痛などを訴える場合は治療方針の見直しが必要となる．

2 リスク管理（表3）

合併症予防のために確認すべきこと

- α_1阻害薬では起立性低血圧は高頻度に生じる．
  - ▶ 看護記録を参照し，血圧の日内変動を把握する．
  - ▶ 血圧の安定している時間帯があれば，その時間帯に練習時間を予定することが望ましい．
  - ▶ 薬剤の投与されるタイミングと半減期も参考となる
  - ▶ 起立性低血圧のある患者では，食事後にさらに血圧低下しやすくなることもある（食事性低血圧）．
- 身体機能の低下や認知症によりトイレへの移動ができない，あるいは間にあわずに失禁してしまう**機能性尿失禁**がある．
  - ▶ **トイレ誘導**や**環境整備**で改善することもある．尿失禁の原因を考察し，非薬物治療の可能性も考えることが重要である．

中止を考慮すべき状態

- ジスチグミン投与中の患者で，コリン作動性クリーゼを疑わせる所見がみられる場合．
  - ▶ 徐脈，腹痛，下痢，発汗，唾液分泌過多などの所見に注意する．

3 代表的な副作用（表3）

◆ 起立性低血圧

- 起立性低血圧によるふらつきがリハビリテーションの阻害因子となる．
  - ▶ **転倒事故**や，脳血流の不足による**失神**などに注意が必要である．
- 血圧低下が練習の中止を考慮する基準に該当する場合があり，練習が頻繁に中止となってしまう場合がある．
  - ▶「リハビリテーション医療における安全管理・推進のためのガイドライン」での運動負荷を伴う訓練中止を考慮する目安：**収縮期血圧70〜90 mmHg未満**[1]．
  - ▶ 練習実施前や練習中（特に座位・立位時）のバイタルサイン測定を実施し，血圧を確認する．
  - ▶ 当日の練習メニューを調整するか，下肢の弾性包帯着用などを考慮する．

◆ コリン作動性クリーゼ

- 発生は比較的稀であるが，重大な副作用である．
  - ▶ 抗コリンエステラーゼ薬の作用により，アセチルコリンが過剰となり，**呼吸困難**や**ショック**を生じる．**死**に至ることもある．
- ジスチグミンの1日投与量が10 mg以上で多くなる傾向がある．血液検査結果で血清CHE（コリンエステラーゼ）が低値の場合には注意が必要である．
- 初期症状としては，徐脈，腹痛，下痢，発汗，唾液分泌過多などがあげられる．
  - ▶ コリン作動性クリーゼが疑われる場合は，練習中止を考慮する．

◆ 消化器症状

- 抗コリン薬による**口渇**や**便秘**を生じることがある．
- 経口摂取不良となり，**低栄養**がリハビリテーションの阻害因子となる危険性がある．栄養状態に問題があるようであれば，NST（nutrition support team）との連携も必要となる．

文 献

1）「リハビリテーション医療における安全管理・推進のためのガイドライン第2版」（公益社団法人日本リハビリテーション医学会 リハビリテーション医療における安全管理・推進のためのガイドライン策定委員会/編），診断と治療社，2018

C. 向精神薬
① 抗精神病薬

宮越浩一

表1 ● 代表的な薬剤

分類	一般名	商品名	投与法	錐体外路症状	半減期	特徴・副作用
第1世代抗精神病薬	ハロペリドール	セレネース	内服・注射	強	8時間	● 注射剤があるため経口摂取不能の患者で使用されることが多い
第2世代抗精神病薬	リスペリドン	リスパダール	内服	中	4時間	● 頓服薬として使用されることが多い
		リスパダールコンスタ	注射	中	130時間	● 2週間に1回の筋肉注射
	オランザピン	ジプレキサ	内服・注射	中	30時間	● 糖尿病患者には禁忌
	クエチアピン	セロクエル	内服	弱	3時間	

表2 ● リハビリテーションへの影響

	危惧される問題	代表的な薬剤	頻度	影響
合併症のリスク	悪性症候群	ハロペリドール	★☆☆	★★★
	不整脈（QT延長）	ハロペリドール	★☆☆	★★★
	糖尿病性昏睡	オランザピン，クエチアピン	★☆☆	★★★
リハの阻害因子	錐体外路症状	ハロペリドール	★★☆	★★☆
	過度の鎮静	すべての抗精神病薬	★★★	★★☆
事故	窒息	ハロペリドール，リスペリドン	★☆☆	★★★
	転倒	すべての抗精神病薬	★★☆	★★☆

1 薬剤の基本知識（表1）

- **統合失調症**は精神疾患のなかで比較的頻度が高く，抗精神病薬を処方されている患者がリハビリテーションの対象となることがある．
- 抗精神病薬は強い鎮静作用をもつものも多く，臨床現場では**せん妄**などによる不穏に対して投与されていることも多い．

- ハロペリドールなどの第1世代抗精神病薬と，リスペリドンやクエチアピンなどの第2世代抗精神病薬に分類される（表1）．第1世代抗精神病薬は錐体外路症状などの副作用を生じやすい（表2）．

> **memo** ◆ 向精神薬
> - 抗精神病薬・抗うつ薬・抗不安薬・睡眠薬などをまとめて向精神薬とよぶ（表3）．
> - 使用されている薬剤をみれば，精神・心理的にどのような問題があるのかをカルテから把握することができる．
>
> **表3 ● 向精神薬の分類と適応**
>
> | 分類 | 適応病名 | 治療対象の症状 |
> |---|---|---|
> | 抗精神病薬 | 統合失調症 | 陽性症状（幻覚，妄想）
陰性症状（自閉，発動性低下） |
> | 抗うつ薬 | うつ病，不安症 | 抑うつ |
> | 抗不安薬 | 不安症，神経症 | 不安，強迫 |
> | 睡眠薬 | 不眠症 | 不眠 |
> | 気分安定薬 | 双極性障害（躁うつ病） | 躁状態，衝動性 |
> | 発達障害治療薬（精神刺激薬） | 注意欠陥，多動 | 注意障害，多動 |

2 リスク管理（表2）

合併症予防のために確認すべきこと

- 抗精神病薬が使用されている**理由**を知ることが望ましい．
  - 夜間不穏に対して処方開始されたのであれば，薬剤投与が必要な不穏が持続しているのか確認する．
  - 症状が緩和しているのであれば，薬剤の中止を医師に進言することも必要である．
- 抗精神病薬の**副作用は徐々に生じる**こともある．**固縮**や**嚥下障害**など錐体外路症状はセラピストが最初に発見することも多い．担当の医師に報告を行い，薬剤調整の見直しを行う．
- **嚥下障害**を生じている場合には，食形態や食事姿勢の調整などが必要となることもある．嚥下造影や内視鏡検査の必要性を言語聴覚士や医師と検討する．

中止を考慮すべき状態

- **ハロペリドール**の投与後・増量後に**意識障害・発熱・筋強剛**が生じた場合．
  - 悪性症候群の可能性を考慮する必要がある．

- ハロペリドール投与中の患者に新規に**不整脈**を生じた場合．
  ▶ QT延長による心室頻拍の可能性を考慮する必要がある．

3 代表的な副作用（表2）

◆ 悪性症候群
- ハロペリドールの急激な増量により生じる場合がある．
  ▶ 意識障害を生じ，急性腎障害へ移行し，死に至る場合がある．
  ▶ 意識障害の増悪とともに発熱・筋強剛がみられる場合には悪性症候群が疑われる
  ▶ 頻脈・頻呼吸・血圧変動などのバイタル変動や発汗・発熱なども伴う．
- 薬剤の使用状況を確認し，これらの症状がみられる際には**当日の練習は中止**することも考慮する．

◆ 不整脈
- ハロペリドールの多量投与により生じる場合がある．心電図異常としてQT延長を生じ，それに伴う多形性心室頻拍が発生する．
- 頻度は稀であるが致死的となる場合があるため，注意が必要である．

◆ 糖尿病性昏睡
- **オランザピン・クエチアピン**により耐糖能障害を生じ，高血糖による昏睡をきたす場合がある．
- 症状としては，口渇，多飲，多尿があげられる．疑わしい場合には**血糖測定が必要**である．

◆ 錐体外路症状
- すべての抗精神病薬で生じる可能性があるが，ハロペリドールで高頻度にみられる．
- 錐体外路症状としては，次の4つがある．
  ▶ パーキンソン症候群：固縮，嚥下障害
  ▶ アカシジア：静座不能
  ▶ ジスキネジア：口周囲・四肢などの不随意運動
  ▶ ジストニア：痙性斜頸，顔面・頸部の攣縮（れんしゅく），後弓反張など
- 精神神経系の症状（不眠，焦燥感，神経過敏，眠気，めまい，不安，幻覚，興奮など）を生じる場合もある．

◆ 過度の鎮静

- 鎮静作用が強く，**半減期**が長い抗精神病薬で生じやすい．
- 過度の鎮静により覚醒不良となり，リハビリテーションの**阻害因子**となり，**廃用症候群**の原因となる．

◆ 窒息

- 錐体外路症状による**嚥下障害**と，過度の鎮静による**傾眠傾向**が合併することにより，**先行期・咽頭期嚥下障害**を生じる可能性がある．
- 食事時の窒息事故の危険性があるため，経口摂取にあたっては覚醒状態の確認が必要である．

半減期とは？

阿部誠也，鈴木正論

　半減期とは体の中で薬が半分に消失されるまでの時間のことである．薬の体内での動きを知るうえで，薬がどれだけの速さで代謝・排泄されていくかを理解することはとても重要である．薬の代謝・排泄速度は「半減期」という言葉で表現される．薬にとっての半減期とは，「最高血中薬物濃度が半分になるまでの時間」を指す．例えば，半減期が1時間の薬があるとする．この薬は服用した後，1時間経てば体の中の薬物が半分に減ることになる（図）．薬の効果の長さや，体から薬が消失される速さを考える際に半減期が用いられる．

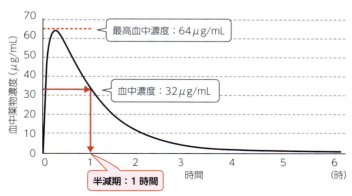

図 ● 投与後の血中薬物濃度の時間推移

C. 向精神薬

② 抗うつ薬・抗不安薬

重要度 ★★☆

宮越浩一

表1 ● 代表的な薬剤（抗うつ薬）

※抗コリン作用を有すると，せん妄・口渇・便秘・尿閉などの副作用を生じる（p.58 コラム参照）．

A）三環系抗うつ薬

一般名	商品名	投与法	抗コリン作用	起立性低血圧	特徴・副作用
イミプラミン	トフラニール	内服	強	中	● 優れた抗うつ作用をもつ ● 腹圧性尿失禁に使用されることもある ● 副作用：抗コリン作用（口渇，便秘），眠気，起立性低血圧，痙攣
アミトリプチリン	トリプタノール	内服	強	中	
クロミプラミン	アナフラニール	内服・注射	強	中	
ノルトリプチリン	ノリトレン	内服	強	中	

B）四環系抗うつ薬

一般名	商品名	投与法	抗コリン作用	起立性低血圧	特徴・副作用
ミアンセリン	テトラミド	内服	弱	弱	● 三環系抗うつ薬より抗コリン作用による副作用や起立性低血圧は少ない ● 眠気を伴うため，リハビリテーションの阻害因子となる可能性がある
マプロチリン	ルジオミール		弱	中	
セチプチリン	テシプール		弱	弱	

C）SSRI（選択的セロトニン再取り込み阻害薬）

一般名	商品名	投与法	抗コリン作用	起立性低血圧	特徴・副作用
フルボキサミン	デプロメール ルボックス	内服	なし	なし	● 抗コリン作用をもたず，副作用が比較的少ない ● 重篤な副作用としてセロトニン症候群がある ● その他の副作用として，上部消化管障害，痙攣，骨粗鬆症がある
パロキセチン	パキシル		なし	なし	
セルトラリン	ジェイゾロフト		なし	なし	

D) SNRI（セロトニン・ノルアドレナリン再取り込み阻害薬）

一般名	商品名	投与法	抗コリン作用	起立性低血圧	特徴・副作用
ミルナシプラン	トレドミン	内服	なし	なし	● ノルアドレナリン刺激により尿閉を生じることがある
デュロキセチン	サインバルタ	内服	なし	なし	● 糖尿病性末梢神経障害，線維筋痛症，慢性腰痛，変形性関節症による疼痛に使用されることがある ● ノルアドレナリン刺激により尿閉を生じることがある

SSRI：selective serotonin reuptake inhibitors（選択的セロトニン再取り込み阻害薬），
SNRI：serotonin and norepinephrine reuptake inhibitors（セロトニン・ノルアドレナリン再取り込み阻害薬）

表2 ● 代表的な薬剤（ベンゾジアゼピン系抗不安薬）

※眠気や筋弛緩作用などがベンゾジアゼピン系抗不安薬で共通の副作用となる．最高血中濃度や半減期が副作用出現の参考とできる．

分類	一般名	商品名	投与法	抗不安作用	最高血中濃度到達時間	半減期
短時間型	エチゾラム	デパス	内服	強	3時間	6時間
	クロチアゼパム	リーゼ	内服	弱	1時間	6時間
中間型	ロラゼパム	ワイパックス	内服	強	2時間	12時間
	アルプラゾラム	ソラナックス　コンスタン	内服	強	2時間	14時間
	ブロマゼパム	レキソタン　セニラン	内服・坐剤	中	1時間	20～31時間
長時間型	ジアゼパム	セルシン　ホリゾン	内服・注射	強	1時間	27～28時間
	クロキサゾラム	セパゾン	内服	中	2～4時間	11～21時間
	クロルジアゼポキシド	コントール　バランス	内服	弱	1時間	7～28時間
超長時間型	ロフラゼプ酸エチル	メイラックス	内服	強	1時間	122時間

表3 ● リハビリテーションへの影響

	危惧される問題	代表的な薬剤	頻度	影響
合併症のリスク	セロトニン症候群	SSRI	★☆☆	★★★
リハの阻害因子	せん妄	三環系抗うつ薬, ベンゾジアゼピン系抗不安薬	★★☆	★★☆
	眠気	すべての抗うつ薬, ベンゾジアゼピン系抗不安薬	★★★	★★☆
	起立性低血圧	三環系抗うつ薬	★★★	★★☆
	消化器症状（口渇, 便秘）	三環系・四環系抗うつ薬	★★☆	★☆☆
	尿閉	三環系抗うつ薬, SNRI	★★☆	★☆☆
事故	転倒	三環系抗うつ薬, ベンゾジアゼピン系抗不安薬	★★☆	★★☆
	自殺（賦活症候群）	すべての抗うつ薬	★☆☆	★★★

1 薬剤の基本知識（表1, 2）

- 古典的な抗うつ薬として**三環系抗うつ薬**がある．優れた抗うつ作用をもつが，**抗コリン作用**による副作用（せん妄・口渇・便秘・尿閉）も多くみられる．
  - ▸ **四環系抗うつ薬**では副作用は弱めである．
  - ▸ 近年では**SSRI**や**SNRI**が普及し，うつ治療の第一選択薬となってきている．薬効が得られるまでに**2〜4週間**程度必要になることが多い．
- **抗不安薬**は不安症状をすみやかに改善する効果がある．ベンゾジアゼピン系抗不安薬が多く，効果の高い反面，副作用の頻度も高い．
  - ▸ **ベンゾジアゼピン系抗不安薬**では，睡眠薬と同様に筋弛緩作用をもち，**脱力やふらつき**による**転倒事故**を生じるリスクが高くなる．
  - ▸ ベンゾジアゼピン系抗不安薬に関連する副作用は，薬剤の血中濃度が高い時間帯に生じやすい．このため，各薬剤の最高血中濃度到達時間や半減期の知識も必要である．

2 リスク管理（表3）

合併症予防のために確認すべきこと

- うつ病やうつ状態は，**がん患者**や**脳卒中患者**に比較的多くみられるほか，ステロイドやインターフェロンなどの**薬剤**によっても誘発される．患者のQOLを低下させ，**リハビリテーションの重大な阻害因子**となる．
- うつ病・うつ状態のある場合では，自殺企図の危険性がある．ハイリスクな患者を

- 識別し，早期に予防的治療を行う必要がある．
- うつ病の治療により自殺が誘発される場合もある（**賦活症候群**）ので，**治療開始後の観察も必要**である．
- 抗うつ薬や抗不安薬を使用されている患者では，**眠気**や**起立性低血圧**がリハビリテーションの阻害因子となることがある．
- 練習実施前の日常的なバイタルサインの評価のほか，眠気，うつ症状，不安症状など，**精神状態も観察する**ことが望ましい．
- ふらつきによる**転倒にも注意**が必要である．

中止を考慮すべき状態

- SSRIによる治療開始後，**精神状態が不安定**となった場合．
  - ▶ セロトニン症候群は稀な副作用であるが，重篤になる場合もある．
  - ▶ 不安・不穏などの精神症状や発汗・振戦などの自律神経症状がみられる場合には練習を中止し，精査する必要がある．
- 抗うつ薬による治療開始後，自殺をほのめかす発言や行動がみられる場合．
  - ▶ 賦活症候群は稀な副作用であるが，自殺に至ることもあり，注意が必要である．

3 代表的な副作用（表3）

◆ せん妄

- 三環系抗うつ薬の抗コリン作用によりせん妄が誘発されることがある．
- せん妄は**準備因子**をもつ患者に，**促進因子**が追加され，**直接因子**が誘因となることで発症する（第3章 A-Case③ 表1，p.195）．
  - ▶ **直接因子**として，**ベンゾジアゼピン系抗不安薬は重大**な影響をもつ．
  - ▶ せん妄の促進因子に不安があり，直接因子に抗不安薬が含まれる．せん妄と不安症状の関係は非常に深い．
  - ▶ 促進因子には治療介入ができるものも含まれている．リハビリテーションにより除去可能なものがある場合は，積極的に予防的介入を試みる必要がある（非薬物療法）．

◆ セロトニン症候群

- SSRIにより生じることがある．不安・不穏・焦燥などの精神症状，およびミオクローヌス・筋強剛などの神経筋症状，下痢・発熱・発汗・振戦などの自律神経症状を呈する．

- 重症例では**横紋筋融解症**や**腎不全**を呈し，致死的になる場合もある．
- 稀な副作用であるが，注意が必要である．早期に**服薬中止**が必要であり，これらの症状がある際には医師に報告する．

◆ 眠気
- すべての抗うつ薬，抗不安薬で生じる可能性がある．三環系・四環系抗うつ薬やベンゾジアゼピン系抗不安薬で生じやすい．眠気が**リハビリテーションの阻害因子**となる危険性がある．
- 日中の傾眠傾向が睡眠・覚醒バランスに影響を与えるため，せん妄が誘発されないよう，**リハビリテーションにより日中の覚醒を促す**必要がある．

◆ 消化器症状
- 三環系抗うつ薬の抗コリン作用により**口渇・便秘**を生じることがある．
- SSRIでは上部消化管障害を生じることがある．
- **食思不振**の原因となり，低栄養がリハビリテーションの阻害因子となる危険性がある．食事摂取状況を確認し，栄養状態に問題があるようであればNSTとの連携も必要である．

◆ 尿閉
- **三環系抗うつ薬**による抗コリン作用や，**SNRI**によるノルアドレナリン刺激により尿閉を生じることがある．
- 患者への**問診**や，看護記録を参照し，**排尿状況**を確認する．

◆ 起立性低血圧
- **三環系抗うつ薬**で生じやすい．リハビリテーションの阻害因子になる場合や，**転倒**を誘発する場合がある．
- 練習開始前・練習中（特に座位・立位時）の**血圧測定**を実施し，変動がないかを確認する．

◆ 賦活症候群
- **抗うつ薬**により神経伝達物質が過剰に作用し，中枢神経系の刺激症状を生じることで発生する．
  - ▶ すべての抗うつ薬で発症する可能性がある．
  - ▶ **治療開始2週間程度**で発生しやすい．若年者に多い傾向がある．
- 症状としては，不安・不眠，焦燥感，易刺激性，多弁・多動，希死念慮などがある．自殺に至る場合もある．治療開始後にこれらの変化があった際には**慎重な見守り**が必要となる．

第2章 各疾患の治療薬

C. 向精神薬
③ 睡眠薬

重要度 ★★★

宮越浩一

 表1 ● 代表的な薬剤と半減期

A) ベンゾジアゼピン受容体作動薬

※眠気や筋弛緩作用などがベンゾジアゼピン受容体作動薬で共通の副作用となる．最高血中濃度や半減期が副作用出現の参考とできる．

分類	一般名	商品名	投与法	催眠作用	筋弛緩作用	最高血中濃度到達時間	半減期	特徴
非ベンゾジアゼピン系	ゾピクロン	アモバン	内服	強	強	1時間	4時間	● 超短時間型
	ゾルピデム	マイスリー				1時間	2時間	● 超短時間型
ベンゾジアゼピン系	トリアゾラム	ハルシオン	内服	強	強	1時間	3時間	● 超短時間型
	ブロチゾラム	レンドルミン				1時間	7時間	● 短時間型
	リルマザホン	リスミー				3時間	10時間	● 短時間型
	エスタゾラム	ユーロジン				2時間	24時間	● 中間型
	ニトラゼパム	ネルボン ベンザリン				2時間	28時間	● 中間型 ● 抗てんかん薬として使用されることもある

B) その他

分類	一般名	商品名	投与法	催眠作用	筋弛緩作用	最高血中濃度到達時間	半減期	特徴・副作用
メラトニン受容体作動薬	ラメルテオン	ロゼレム	内服	中	弱	1時間	1時間	● メラトニンによる睡眠・覚醒リズムの調整作用をもつ ● 中途覚醒への効果は弱い
オレキシン受容体拮抗薬	スボレキサント	ベルソムラ	内服	中	弱	2時間	10時間	● 脳の覚醒を維持するオレキシンをブロックすることで覚醒を抑制する効果をもつ ● 中途覚醒も減らす

表2 ● リハビリテーションへの影響

	危惧される問題	代表的な薬剤	頻度	影響
合併症のリスク	せん妄	ベンゾジアゼピン受容体作動薬	★★☆	★★☆
	呼吸抑制		★☆☆	★★☆
リハの阻害因子	持ち越し効果（眠気，倦怠感，集中力低下）	すべての睡眠薬	★★★	★★☆
	ふらつき	ベンゾジアゼピン受容体作動薬	★★★	★★☆
	前向性健忘		★★☆	★☆☆
	依存性・耐性		★★☆	★☆☆
事故	転倒	ベンゾジアゼピン受容体作動薬	★★★	★★☆

1 薬剤の基本知識（表1）

- わが国では不眠症の有病率は高く，生涯有病率は5人に1人ともされている．高齢者では生理的に睡眠時間は短くなる傾向がある．これらより睡眠薬を処方される頻度は高くなりがちである．
- 睡眠薬の多くは筋弛緩作用をもち，**脱力**や**ふらつき**による**転倒事故**を生じるリスクが高くなる．
- ベンゾジアゼピン受容体作動薬の催眠効果は高いが，副作用も多くみられる．
  - ▶ ベンゾジアゼピン受容体作動薬に関連する副作用は，薬剤の血中濃度が高い時間帯に生じやすい．このため，各薬剤の**最高血中濃度到達時間**と**半減期**の知識も必要である．
- 近年ではメラトニン受容体作動薬やオレキシン受容体拮抗薬など，新しい作用機序の睡眠薬も普及している．
  - ▶ これらはせん妄や転倒のリスクは低い．

2 リスク管理（表2）

合併症予防のためにすべきこと

- 睡眠薬は**せん妄を誘発**することがある．特にベンゾジアゼピン受容体作動薬を使用している場合には注意が必要である．
- 不眠治療は可能な限り非薬物治療を実施する．内容としては，臥床時間の調整と起床時刻の指導である．

- 睡眠薬の多くは**転倒のリスクを高める**．転倒リスクを評価し，安全な移動手段を検討する必要がある．

中止を考慮すべき状態

- 睡眠薬の副作用で重篤なものはなく，**練習を中止するべきではない**．
  - むしろ日中の活動性を向上することで良眠を得ることができる．

3 代表的な副作用（表2）

◆ ふらつき・転倒・持ち越し効果（眠気，倦怠感，集中力低下）

- 睡眠薬には**筋弛緩作用**をもつものが多い．
  - 転倒のリスクを高めるほか，ふらつきがリハビリテーションの阻害因子となる．
  - 転倒予防のための活動制限が廃用症候群の原因となることがある．
- すべての睡眠薬で翌日まで効果が持続する**持ち越し効果**を生じる可能性がある．
  - 半減期が長い薬剤で生じやすい．
  - メラトニン受容体作動薬やオレキシン受容体拮抗薬でも眠気を持ち越すことがある．
  - 覚醒後に，眠気・倦怠感・集中力低下・ふらつきなどの症状が残存し，リハビリテーションの阻害因子となる．

◆ せん妄

- せん妄は**準備因子**をもつ患者に，**促進因子**が追加され，**直接因子**が誘因となることで発症する（第3章 A-Case③ 表1, p.195）．
  - **直接因子**として，**ベンゾジアゼピン受容体作動薬は重大な影響**をもつ．
  - 促進因子に不眠があり，直接因子に睡眠薬が含まれる．せん妄と睡眠障害の関係は非常に深い．
  - 促進因子には治療介入ができるものも含まれている．リハビリテーションにより除去可能なものがある場合は，積極的に予防的介入を試みる必要がある（非薬物療法）．

◆ 呼吸抑制

- ベンゾジアゼピン受容体作動薬では呼吸抑制を生じることもある．**睡眠時無呼吸症候群**やCOPD，また頸髄損傷で**呼吸筋の麻痺**を生じている場合では夜間の呼吸抑制は重大な問題となる．
- 看護記録などで呼吸状態の把握をする必要がある．

◆ 前向性健忘

- 睡眠薬内服後の行動を記憶していないなどの前向性健忘が生じることがある．
  - ▶ ゾルピデムやトリアゾラムなどの**超短時間型**のベンゾジアゼピン受容体作動薬で生じやすい．
  - ▶ 特にアルコールとの併用で健忘は出現しやすくなる．

◆ 依存性，耐性

- ベンゾジアゼピン受容体作動薬では**耐性**を生じやすい．長期間投与により効果が維持できなくなり，薬剤の**増量**や**追加**が必要となる場合がある．
- 可能な限り早期の休薬や減薬をすることが必要である．

D. 運動器疾患の治療薬

① 骨粗鬆症治療薬

重要度 ★★★

宮越浩一

表1 ● 代表的な治療薬

分類	一般名	商品名	投与法	骨吸収抑制能	特徴・副作用
活性型ビタミンD_3	アルファカルシドール	ワンアルファ アルファロール	内服	弱	● 転倒抑制効果が報告されている ● ビスホスホネート製剤などと比較すると，骨折予防効果のエビデンスは劣るが，長期投与における重大な合併症のリスクは低い ● **高Ca血症**に注意が必要である
	カルシトリオール	ロカルトロール			
ビスホスホネート製剤	エチドロネート	ダイドロネル	内服	弱	● 第1世代ビスホスホネートであり，使用される頻度は低い ● 異所性骨化に対して使用される
	アレンドロネート	フォサマック ボナロン	内服 注射	強	● 第2世代ビスホスホネートであり，骨吸収抑制能が高くなっている ● 内服薬が使用されることが多いが，注射薬も利用可能である
	リセドロネート	アクトネル ベネット	内服	強	● 第3世代ビスホスホネートであり，アレンドロネートと同様に骨吸収抑制能は高い
	ゾレドロネート	リクラスト	注射	強	● 注射後の発熱，関節痛を生じることがある ● 副作用：顎骨壊死，非定型骨折，低Ca血症
副甲状腺ホルモン製剤	テリパラチド	フォルテオ テリボン	注射	強	● 副作用：悪心・嘔吐，倦怠感など ● フォルテオは自己注射製剤
抗RANKL抗体	デノスマブ	プラリア	注射	強	● 副作用：低Ca血症，顎骨壊死，非定型骨折など

RANKL：receptor activator of NF-κB ligand（破骨細胞分化因子）

表2 ● リハビリテーションへの影響

	危惧される問題	薬剤	頻度	影響
合併症のリスク	高Ca血症	活性型ビタミンD_3製剤	★★☆	★★☆
	低Ca血症	ゾレドロネート，デノスマブ	★★☆	★★☆
合併症のリスク	顎骨壊死	ビスホスホネート製剤，デノスマブ	★☆☆	★★★
	非定型骨折		★☆☆	★★★
リハの阻害因子	電解質異常による意識障害	活性型ビタミンD_3製剤	★☆☆	★★☆
	上部消化管障害	エチドロネート，アレンドロネート，リセドロネート	★★★	★☆☆

1 薬剤の基本知識（表1）

- リハビリテーションの対象患者では，骨粗鬆症治療薬が使用されていることは多くみられる．
  - ▶ 高齢者は骨粗鬆症を併存疾患としてもっていることが多い．
  - ▶ **ステロイド投与による副作用で骨粗鬆症をきたすことも多い．**
- 骨粗鬆症治療薬の効果出現には**数カ月～数年単位**の期間がかかることが多く，これらの治療薬の使用期間は長期となることが多い．
- 骨粗鬆症治療薬により骨代謝に影響を生じ，**高Ca血症，低Ca血症**を生じることがある（表2）．
  - ▶ さまざまな症状を生じリハビリテーションの阻害因子となる．電解質異常により**不整脈**など重篤な合併症を生じる場合もある．
- ビスホスホネート製剤では顎骨壊死や非定型骨折などの重篤な合併症を生じる場合もある．

2 リスク管理（表2）

合併症予防のために確認すべきこと

- 骨粗鬆症は骨折の重大な危険因子である．
  - ▶ 特に**椎体骨折**や**大腿骨近位部骨折**に注意が必要である．
  - ▶ **練習中の転倒**や，**病棟生活・自宅**での転倒に十分な注意が必要である．
- 単純X線写真などで**骨萎縮**の程度を把握する（memo参照）．
  - ▶ 脊椎圧迫骨折など既存の骨折がある場合では，さらに骨折の危険性が高くなる．

- ▶ 骨萎縮がみられる場合，**転倒**や**運動負荷**による骨折に通常以上の注意を払う．
- 血液検査結果にて**電解質異常**の有無を確認する．血清Ca値の変動に注意が必要である．

中止を考慮すべき状態

- 電解質異常による**意識障害**や，**新規の心電図異常**を呈している場合．
- **非定型骨折の前駆症状**が疑われる場合（股関節～大腿の痛み）．

> **memo** ◆ 単純X線による骨萎縮の評価
>
> 骨粗鬆症では骨梁の減少が観察される．腰椎側面像や大腿骨頸部の単純X線により評価することが可能である．重症度の判定は，腰椎側面像では慈恵医大式分類（図1），大腿骨頸部ではSingh分類が用いられることが多い．

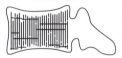
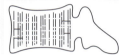
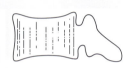

1度　軽度骨粗鬆症
横の骨梁が減少し，
縦の骨梁が目立つ

2度　中等度骨粗鬆症
横の骨梁はさらに減少し，
縦の骨梁は粗になる

3度　重度骨粗鬆症
横の骨梁はほとんど消失し，
縦の骨梁も不明瞭

図1 慈恵医大式分類

3 代表的な副作用（表2）

◆ 上部消化管障害

- ビスホスホネート製剤による上部消化管障害は比較的高頻度にみられる．
  - ▶ 食道穿孔に至る場合もあり，注意が必要である．
  - ▶ 特に逆流性食道炎や胃潰瘍の既往がある場合には注意が必要である．
- 服用方法（コップ1杯の水で飲み，内服後30分間は臥床しないこと）の遵守が必要である．
- **上腹部痛，胸焼け**などの症状がみられる．症状が強い場合には上部消化管内視鏡検査が必要となる．

◆ 電解質異常（高Ca血症，低Ca血症）

- 血清Caの基準値は8.5～10.5 mg/dLである．
- **高Ca血症**の症状としては，悪心，食思不振，腹痛，便秘，イレウスなどがある．血清Caが12 mg/dLを超えると，錯乱，せん妄，意識障害などを生じる可能性が

あり，重度の場合には心電図異常や**不整脈**を生じる場合もある．
- **低Ca血症**の症状としては筋痙攣・テタニー，心電図異常（QT延長），徐脈，認知機能低下などがある．
- **軽度**の場合には**無症状**のことも多い．早期発見のためには，血液検査結果を確認しておくことが必要である．

◆ 顎骨壊死
- 発生頻度は稀であるが**難治性**であり，感染や病的骨折，皮膚の瘻孔などを生じることもある．抜歯などの歯科処置後に発生することが多い．
- 投薬から発症までの期間は内服薬で3年程度，注射薬で1〜2年程度であり，**注射薬で早期に発生**する傾向がある．
- 症状としては顎の疼痛・重い感じ，歯肉腫張，排膿，歯の動揺などがあげられる．これらの症状がある場合には，**食形態の調整**なども必要となる．

◆ 非定型骨折（図2）
- ビスホスホネート製剤の長期間使用により大腿骨骨折を生じた事例が報告されている．
  - 薬剤の使用期間が長いほど骨折のリスクは高まるとされている．
  - 発生頻度は非常に低いが，**運動負荷**により骨折が誘発される危険性があるため注意が必要である．
- **股関節**や**大腿部**の**鈍痛**など，**前駆症状**を呈することがある．疑わしい場合には単純X線などで検査をすることが必要である．

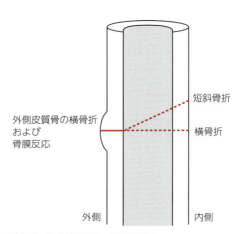

図2 ● 非定型骨折の画像所見

- 両側骨折も多いとされているため，片側が非定型骨折と診断された際には**対側の評価**も必要である

> **memo** ◆**がんの骨転移に使用される薬剤**
>
> がんの骨転移における骨関連事象（病的骨折や脊髄圧迫による麻痺など）の予防のため，ゾレドロネート（ゾメタ®）やデノスマブ（ランマーク®）が使用されることがある．これらが使用されている際も，本稿で記載した有害事象は発生する場合がある．

第2章 各疾患の治療薬

D. 運動器疾患の治療薬　　　重要度 ★★☆

② 抗リウマチ薬（DMARDs, 免疫抑制薬）

阿部誠也, 鈴木正論

 表1 ● 代表的な治療薬

A) 免疫抑制薬

一般名	商品名	投与法	副作用
メトトレキサート	メトレート リウマトレックス	内服	間質性肺炎, 感染症, 骨髄抑制
タクロリムス	プログラフ	内服	感染症, 耐糖能障害

B) 免疫調節薬

一般名	商品名	投与法	副作用
ブシラミン	リマチル	内服	皮疹
サラゾスルファピリジン	アザルフィジンEN	内服	皮疹, 白血球減少, 消化性潰瘍
イグラチモド	ケアラム コルベット	内服	消化性潰瘍, 間質性肺炎

C) 生物学的製剤

	一般名	商品名	投与法	副作用
TNF阻害薬	エタネルセプト	エンブレル	注射（自己注射）	感染症, 過敏症
	アダリムマブ	ヒュミラ	注射（自己注射）	
	セルトリズマブ・ペゴル	シムジア	注射（自己注射）	
	ゴリムマブ	シンポニー	注射（自己注射）	
	インフリキシマブ	レミケード	注射（点滴）	
IL-6阻害薬	トシリズマブ	アクテムラ	注射（点滴・自己注射）	感染症, 過敏症
	サリルマブ	ケブザラ	注射（自己注射）	
CTLA-4融合蛋白	アバタセプト	オレンシア	注射（点滴・自己注射）	感染症, 過敏症

D) 分子標的薬

	一般名	商品名	投与法	副作用
JAK阻害薬	バリシチニブ	オルミエント	内服	感染症, 間質性肺炎, 消化管穿孔
	トファシチニブ	ゼルヤンツ		

TNF：tumor necrosis factor（腫瘍壊死因子）, IL-6：interleukin-6（インターロイキン6），
CTLA-4：cytotoxic T lymphocyte associated antigen 4, JAK：Janus activated kinase

表2 ● リハビリテーションへの影響

	危惧される問題	代表的な薬剤	頻度	影響
合併症のリスク	間質性肺炎	メトトレキサート，イグラチモド，バリシチニブ，トファシチニブ	★☆☆	★★☆
	消化管穿孔	サラゾスルファピリジン，イグラチモド，バリシチニブ，トファシチニブ	★★☆	★★☆
	感染症	生物学的製剤，分子標的薬，免疫抑制薬	★★☆	★★☆
リハの阻害因子	消化管障害（消化性潰瘍など）	サラゾスルファピリジン，イグラチモド，バリシチニブ，トファシチニブ	★★☆	★☆☆

1 薬剤の基本知識（表1）

- 関節リウマチの治療薬をDMARDs（disease modifying anti-rheumatic drugs，疾患修飾性抗リウマチ薬）という．
- DMARDsとしてメトトレキサートがまず選択される．メトトレキサート使用で効果不十分の場合，生物学的製剤の使用が検討される．
- メトトレキサートや生物学的製剤の治療効果は高いものの，強い免疫抑制作用をもち，**感染症の発生リスクも高い**．
- 補助的に少量のステロイドや，疼痛緩和目的にNSAIDsなどの抗炎症鎮痛薬が用いられる場合もある．

2 リスク管理（表2）

合併症予防のために確認すべきこと

- 関節リウマチ患者の死因として，肺合併症は頻度が比較的高い．
- 肺合併症としては，間質性肺炎や呼吸器感染症がある．
  - ▶ 咳嗽や息切れなどの**呼吸器症状の観察**を日常的に行う必要がある．

中止を考慮すべき状態

- **高熱，頻脈・血圧低下**を生じている場合．
  - ▶ 重篤な感染症を疑う必要がある．
- 重度の**呼吸困難，SpO$_2$低下**を認める場合．
  - ▶ 間質性肺炎を疑う必要がある．

- 上腹部の強い痛み，急速に生じた痛み，腹壁の硬直を認める場合．
  - ▶ 消化性潰瘍による消化管穿孔を疑う必要がある．

3 代表的な副作用（表2）

◆ 間質性肺炎
- 関節リウマチによる**肺病変**として生じる場合と，**薬剤性肺障害**による場合がある．
  - ▶ 死に至る場合もある重篤な合併症である．
  - ▶ メトトレキサート，イグラチモド，バリシチニブ，トファシチニブ使用時に起こりうる．
- 息切れや咳の増加など呼吸状態に変化はないか，確認が必要である．
- 胸部の聴診にて捻髪音が聴取されることもある．
- 血液検査では，間質性肺炎マーカー（KL-6，SP-D，SP-A）が高値となる．

◆ 感染症
- 生物学的製剤や分子標的薬，免疫抑制薬による免疫抑制作用で**易感染性**を生じる．
- 感染症としては，細菌性肺炎や結核などの**呼吸器感染症**の頻度が比較的高く，重篤化する場合がある．
- 血液検査で**白血球減少**がある場合には，易感染性があると考える．
- 通常以上に感染対策に注意をはらう必要がある．

◆ 消化管障害
- サラゾスルファピリジン，イグラチモド，バリシチニブ，トファシチニブ使用時に起こりうる．
- ステロイドやNSAIDsが併用されていると，消化管障害のリスクはさらに上昇する．
- 消化性潰瘍や消化管穿孔に至る場合もあり，重篤化することがある．
- 心窩部痛や胸焼けなどの**消化器症状の観察**を日常的に行う必要がある．

第2章 各疾患の治療薬

E．内分泌・代謝疾患の治療薬

① 糖尿病治療薬

重要度 ★★★

佐藤　謙

表1 ● 代表的な薬剤（内服薬）

A）糖吸収・排泄調整薬

分類	一般名	商品名	特徴・副作用
α-グルコシダーゼ阻害薬	アカルボース	グルコバイ	● 副作用：腹部膨満感，放屁，下痢
	ボグリボース	ベイスン	
	ミグリトール	セイブル	
SGLT-2阻害薬	イプラグリフロジン	スーグラ	● 副作用：脱水，尿路感染症，体重減少
	ダパグリフロジン	フォシーガ	
	ルセオグリフロジン	ルセフィ	
	トホグリフロジン	アプルウェイ デベルザ	
	カナグリフロジン	カナグル	
	エンパグリフロジン	ジャディアンス	

B）インスリン抵抗性改善薬

分類	一般名	商品名	特徴・副作用
ビグアナイド薬	メトホルミン	メトグルコ	● 副作用：乳酸アシドーシス，下痢，食思不振，体重減少
	ブホルミン	ジベトス	
チアゾリジン薬	ピオグリタゾン	アクトス	● 副作用：骨粗鬆症，下腿浮腫，心不全，体重増加

C）インスリン分泌促進薬

分類	一般名	商品名	特徴・副作用
スルホニル尿素（SU）薬	グリベンクラミド	オイグルコン	● 副作用：低血糖，体重増加
	グリクラジド	グリミクロン	
	グリメピリド	アマリール	
DPP-4阻害薬	シタグリプチン	グラクティブ ジャヌビア	● 副作用：間質性肺炎，肝機能障害 ● SU薬との併用で低血糖のリスクあり
	ビルダグリプチン	エクア	
	アログリプチン	ネシーナ	
	リナグリプチン	トラゼンタ	
	テネリグリプチン	テネリア	
	アナグリプチン	スイニー	
	サキサグリプチン	オングリザ	

分類	一般名	商品名	特徴・副作用
DPP-4阻害薬	トレラグリプチン	ザファテック	● 週1回内服 ● 副作用：間質性肺炎，肝機能障害
	オマリグリプチン	マリゼブ	
グリニド薬	ナテグリニド	スターシス ファスティック	● 副作用：低血糖
	ミチグリニド	グルファスト	
	レパグリニド	シュアポスト	

※合剤については省略．
SGLT-2：sodium glucose cotransporter 2, DPP-4：dipeptidyl peptidase 4

表2 ● 代表的な薬剤（注射薬）

A) インスリン製剤

分類	一般名	商品名	特徴・副作用
超速効型	アスパルト	ノボラピッド	● 副作用：低血糖，体重増加
	グルリジン	アピドラ	
	リスプロ	ヒューマログ	
速効型	ヒトインスリン	ヒューマリンR ノボリンR	
中間型	ヒトインスリン	ヒューマリンN ノボリンN	
持効型	デグルデク	トレシーバ	
	グラルギン	ランタスXR	
	デテミル	レベミル	

B) GLP-1受容体作動薬

一般名	商品名	特徴・副作用
リラグルチド	ビクトーザ	● 副作用：悪心，食思不振，体重減少
リキシセナチド	リキスミア	
エキセナチド （短時間作用型）	バイエッタ	
エキセナチド （長時間作用型）	ビデュリオン	● 週1回投与 ● 副作用：悪心，食思不振，体重減少
デュラグルチド	トルリシティ	

※合剤については省略．DPP-4阻害薬とGLP-1受容体作動薬を合わせてインクレチン製剤とよぶ．
GLP-1：glucagon-like peptide-1

表3 ● リハビリテーションへの影響

	危惧される問題	代表的な薬剤	頻度	影響
合併症のリスク	低血糖	スルホニル尿素薬，グリニド薬，インスリン製剤	★★★	★★☆
	乳酸アシドーシス	ビグアナイド薬	★☆☆	★★☆
リハの阻害因子	骨粗鬆症	チアゾリジン薬	★☆☆	★★☆
	脱水	SGLT-2阻害薬	★☆☆	★★☆
	体重減少による筋力低下	ビグアナイド薬，SGLT-2阻害薬，GLP-1受容体作動薬	★★☆	★★☆
	体重増加	チアゾリジン薬，スルホニル尿素薬，インスリン製剤	★★☆	★☆☆
事故	低血糖による失神・転倒	すべての糖尿病薬	★★☆	★★☆

1 薬剤の基本知識（表1, 2）

- 近年糖尿病の薬物療法は目覚ましい発展を遂げ，特にDPP-4阻害薬やGLP-1受容体作動薬（インクレチン製剤），SGLT-2阻害薬など，新規薬剤の処方が可能となった．治療の選択肢が増えたことによって，血糖コントロールも以前より改善が得られやすくなったといえる．
- **週1回投与**の製剤においては，服薬アドヒアランス向上につながっているが，薬効が1週間続いてしまうと**副作用も継続**してしまう可能性があり，使用には十分注意が必要である．
- また，高齢者においては，例えば1週間に1回の内服製剤を，誤って毎日内服してしまう可能性もあり，処方にあたり**認知機能の評価**や**見守り**などの介護状況を考慮する必要がある．
- インスリン製剤は歴史の長い薬剤であり血糖降下作用は強いが，注射薬であるため，麻痺がある，視力が低下している，握力が低いなどが認められる場合は，投与補助具などを使用する．

2 リスク管理（表3）

合併症予防のために確認すべきこと

- 使用されている薬剤が**低血糖のリスク**の高いものかどうか確認する．
- 薬剤の使用後，食事をきちんと摂取できているかどうか確認する．
- 高齢者では特に**低血糖症状**（動悸，冷汗，手指振戦，不安・不穏，顔面蒼白）の有

無を確認する．少しでも疑わしい場合はすぐに血糖測定を行う．
- なるべく，**空腹時の練習は避ける**ようにする．行う場合は低血糖の注意喚起を促す．
- 血糖値の急激な改善に伴い，糖尿病合併症が悪化する可能性があるため，しびれなどの**神経症状**や視力などの**眼症状**に留意する．

中止を考慮すべき状態

- 意識障害，冷汗，不穏，顔面蒼白などの**低血糖**を疑わせる症状を認めた場合．
- 低血糖が疑われる場合，安静とし，すぐに血糖値を測定する．

3 代表的な副作用 (表3)

◆ 低血糖

- 基本的にすべての薬剤で低血糖のリスクはあるが，なかでも**インスリン製剤**やインスリン分泌を促進させる薬剤（**スルホニル尿素薬，グリニド薬**など）は低血糖のリスクが高く，投薬されている場合は，リハビリテーション場面においても注意を要する．
- DPP-4阻害薬などは低血糖を生じにくいが，スルホニル尿素薬と併用することで低血糖を生じることがある．
- リハビリテーション場面も含め，手指振戦や動悸，頻脈，冷汗など低血糖を疑わせる症状を認めた場合は，**安静とし，すぐに血糖測定**を行って，血糖値を確認する必要がある．
- **透析後は低血糖を起こしやすく，汗が出ない**こともあるため，注意が必要である．

◆ 体重変動

- 体重減少作用のある薬剤は肥満例において減量効果となるため，積極的な使用を検討するが，高齢者で低栄養の方やサルコペニアが疑われる方は使用を控えることをお勧めする．
- 特に体重減少作用が強くみられる薬剤はビグアナイド薬，SGLT-2阻害薬，GLP-1受容体作動薬である．
- 体重増加作用のある薬剤はインスリン製剤，スルホニル尿素薬，チアゾリジン薬で，肥満例などでは肥満を悪化させないよう十分な食事指導が必要である．

◆ 脱水

- SGLT-2阻害薬は尿に糖を排泄させる薬剤であるが，水分の排泄も同時に促進して

しまうため，リハビリテーション場面においては脱水に十分注意し，**飲水を促す**必要がある．
- また，ビグアナイド薬とSGLT-2阻害薬を併用している場合は，脱水に伴って下記の乳酸アシドーシスを起こすリスクが高くなり，より脱水予防が重要となる．

◆ 乳酸アシドーシス

- ビグアナイド薬に特有の副作用で，意識障害などの中枢神経症状と，食思不振，悪心・嘔吐，腹痛などの消化器症状が主体である．
- 発症すると致命率が高い．
- 表4の乳酸アシドーシスの発症リスクが高い患者では特に注意が必要である．

表4 ● 乳酸アシドーシス発症リスクが高い症例[1]

- 腎機能障害（eGFR 30 mL/分/1.73 m^2 未満は使用禁忌）
- 脱水，シックデイ，過度のアルコール摂取
- 心血管・肺機能障害，手術前後（飲食が制限されない小手術を除く），肝機能障害
- 高齢者

memo ◆ 高齢者の血糖コントロール

2016年に日本糖尿病学会と日本老年病学会の合同で，高齢者に対する血糖コントロールの指標が発表された．この指標では特に低血糖を予防することに重点が置かれ，強調されている．HbA1cに関しては下限（患者の状態に応じて6.5％～7.5％）を設け，それ以上下げないようなコントロールを推奨していることなども低血糖予防の一環としてあげられ，また，上限の設定に関しては，認知機能，ADLの評価においてカテゴリー分類し，カテゴリー別に目標設定がなされており，従来より個別化が進んだことが特徴的といえる．

文献

1) 日本糖尿病学会：メトホルミンの適正使用に関するRecommendation, 2016 [http://www.fa.kyorin.co.jp/jds/uploads/recommendation_metformin.pdf（2019年7月閲覧）]

E．内分泌・代謝疾患の治療薬
② 脂質異常症治療薬

重要度 ★★☆

佐藤　謙

表1 ● 代表的な薬剤

A）コレステロール低下薬

分類	一般名	商品名	投与法	特徴・副作用
HMG-CoA還元酵素阻害薬（スタチン）	プラバスタチン	メバロチン	内服	● 副作用：横紋筋融解症，筋症状
	シンバスタチン	リポバス		
	フルバスタチン	ローコール		
	ロスバスタチン	クレストール		
	アトルバスタチン	リピトール		
	ピタバスタチン	リバロ		
PCSK9阻害薬	エボロクマブ	レパーサ	注射（2〜4週に1回）	● 副作用：糖尿病の誘発
	アリロクマブ	プラルエント		
小腸コレストロールトランスポーター阻害薬	エゼチミブ	ゼチーア	内服	● 副作用：スタチンとの併用で重篤な肝障害
レジン（陰イオン交換樹脂）	コレスチラミン	クエストラン	内服	● 副作用：消化管穿孔，腸閉塞，横紋筋融解症，便秘
	コレスチミド	コレバイン		
プロブコール	プロブコール	シンレスタール ロレルコ	内服	● 副作用：消化管出血，不整脈，神経炎

B）中性脂肪低下薬

分類	一般名	商品名	投与法	特徴・副作用
フィブラート系薬	フェノフィブラート	リピディル トライコア	内服	● 副作用：横紋筋融解症，筋症状
	ベザフィブラート	ベザトールSR		
	ペマフィブラート	パルモディア		
多価不飽和脂肪酸	EPA	エパデール	内服	● 副作用：出血傾向，消化管出血，肝障害，悪心，食思不振
	EPA/DHA製剤	ロトリガ		
ニコチン酸系薬	トコフェロール	ユベラN	内服	● 副作用：紅潮，顔面浮腫

HMG-CoA：hydroxymethylglutaryl-CoA，PCSK9：proprotein convertase subtilisin/kexin type 9，
EPA：eicosapentaenoic acid（イコサペント酸），DHA：docosahexaenoic acid（ドコサヘキサエン酸）

表2 ● リハビリテーションへの影響

	危惧される問題	代表的な薬剤	頻度	影響
合併症のリスク	横紋筋融解症	スタチン，フィブラート系薬など	★☆☆	★★☆
	消化管出血	多価不飽和脂肪酸，プロブコール	★★☆	★★☆
リハの阻害因子	筋症状	スタチン，フィブラート系薬など	★★★	★★☆
事故	筋症状による転倒	スタチン，フィブラート系薬など	★☆☆	★★☆
	転倒などによる頭蓋内出血	多価不飽和脂肪酸	★☆☆	★★★

1 薬剤の基本知識（表1）

- 脂質異常症とは血液中のコレステロールや中性脂肪などのバランスが崩れた状態で，治療薬に関しては，「コレステロールを低下させる薬剤」と「中性脂肪を低下させる薬剤」に大別される．
  - ▶ なかでもコレステロールを低下させるスタチンや中性脂肪を低下させるフィブラート系薬は糖尿病治療薬（E-①）と同様に，治療薬としてスタンダードに使用される薬剤であるため，使用例を見かける機会が多いと思われる．
- 高コレステロール血症に対する治療薬はこれまでスタチンが主流であったが，近年PCSK9阻害薬の登場により，スタチンやそのほかの薬剤では下げられなかった高コレステロール血症に対しても，よりコレステロールを低下させることが可能となった．
- 多価不飽和脂肪酸製剤（EPA/DHA製剤）は中性脂肪低下作用のほかに血液循環を改善させる効果があり，スタチンとの併用において動脈硬化の進行予防が確認されているが，出血傾向を伴う．

2 リスク管理（表2）

合併症予防のため確認すべきこと

- **尿が赤褐色を呈した場合**はミオグロビン尿の可能性あり，**横紋筋融解症**などの重篤な副作用でみられるため，直ちに練習を中止するべきである．
- 多価不飽和脂肪酸製剤内服時は**出血傾向**に注意し，血液検査結果を確認し**貧血の進行**を認めた場合は積極的に消化管出血を疑う必要がある．

中止を考慮すべき状態

- 採血で**重度のCK上昇**がある場合．
  - ▶ **横紋筋融解症**が疑われる．

3 代表的な副作用（表2）

◆ 横紋筋融解症，筋症状

- 横紋筋融解症はスタチンやフィブラート系薬において出現するリスクがあるが，頻度はきわめて稀である．
- スタチン内服によりクレアチンキナーゼ（CK）が上昇することは稀ではなく，筋痛などの筋症状を伴う場合もある．
  - ▶ 特に**開始後6カ月以内に生じることが多い**ため，新規にスタチン投与を開始した際は血液検査結果でCKを確認する必要がある．
  - ▶ また，症状は両側下肢の筋肉でみられる場合が多く，リハビリテーション場面においても，リハビリテーションの効果による筋症状なのか，スタチンなどの副作用かに関しては慎重に判断する必要がある．

◆ 出血傾向，消化管出血

- 多価不飽和脂肪酸は魚油から抽出される脂肪酸の一種であるが，中性脂肪低下薬として使用されるEPA/DHA製剤には出血傾向のリスクがあり，**転倒などによる頭蓋内出血併発**にはより注意が必要である．
- 同様に消化管出血を発症するリスクもある．明らかな出血源がみられず，貧血が進行する場合は**消化管出血**を疑い，精査が行われる．

◆ 顔面紅潮

- ニコチン酸系薬に特徴的にみられる末梢血管拡張作用の症状で，一過性の場合がほとんどで自然に改善するが，なかにはかゆみや上半身のほてりを伴う場合もある．

第2章 各疾患の治療薬

E. 内分泌・代謝疾患の治療薬

③ 甲状腺疾患治療薬

重要度 ★★☆

佐藤　謙

表1 ● 代表的な薬剤

分類	一般名	商品名	投与法	特徴・副作用
抗甲状腺薬	チアマゾール	メルカゾール	内服・注射	● 副作用：無顆粒球症，関節痛，甲状腺機能低下，血管炎，無気力，倦怠感
	プロピルチオウラシル	プロパジール チウラジール	内服	
甲状腺ホルモン製剤	レボチロキシン（T4）	チラーヂンS	内服	● 副作用：甲状腺機能亢進，動悸・頻脈，虚血性心疾患
	リオチロニン（T3）	チロナミン	内服	
無機ヨード	ヨウ化カリウム	ヨウ化カリウム	内服	● 副作用：ヨウ素中毒

表2 ● リハビリテーションへの影響

	危惧される問題	代表的な薬剤	頻度	影響
合併症のリスク	無顆粒球症	抗甲状腺薬	★☆☆	★★☆
	虚血性心疾患	甲状腺ホルモン製剤	★☆☆	★★★
	甲状腺機能亢進による心不全	甲状腺ホルモン製剤	★☆☆	★★☆
	動悸，頻脈	甲状腺ホルモン製剤	★☆☆	★★☆
リハの阻害因子	関節痛	抗甲状腺薬	★☆☆	★★☆
	下腿浮腫	すべての甲状腺治療薬	★☆☆	★★☆
	無気力，倦怠感	抗甲状腺薬	★★☆	★★☆

1 薬剤の基本知識（表1）

- 甲状腺ホルモン関連の疾患にはホルモンが過剰となる機能亢進（バセドウ病など）と，ホルモンが足りなくなる機能低下（橋本病など）の2種類がある．それぞれに対して，抗甲状腺薬や甲状腺ホルモン製剤にて治療を行う．
- いずれの薬剤も**使用初期に副作用が出現する可能性が高い**ため，それらの時期に練習を実施する場合は注意が必要である．

表3 ● 甲状腺ホルモン必要量に影響を与える原因と状況

甲状腺ホルモン必要量	原因	状況
減量	加齢	高齢者
増加	妊娠	妊婦
	吸収不良	胃酸低下（慢性胃炎や制酸薬内服など） 小腸切除後
	吸収抑制	野菜ジュース，青汁 コーヒー

- 甲状腺ホルモン自体にタンパク異化や心拍増強などの作用があり，ホルモンバランスが崩れると，近位筋の筋力低下や不整脈，心不全を認めることがある．
- また，骨に対しても骨代謝を亢進させる働きがあり，機能亢進においては骨粗鬆症のリスクとなる．
- 甲状腺ホルモンの疾患は治療を始めると長期にわたる服用が必要となる場合が多い．長期化すると症状の増悪がない限り，服薬アドヒアランスが不良となるケースも見受けられるため，適切な患者教育が必要である．
- 上記の甲状腺疾患治療薬のほかに，甲状腺ホルモンの必要量に影響を与える原因や状況があるため，考慮する（表3）．
- 甲状腺疾患の診断や治療状況の判断には血液検査結果が参考となる（表4）．

> **memo** ◆ **甲状腺機能低下症**
>
> 甲状腺機能低下症では無気力，思考力低下や認知機能の低下などの症状がみられる場合があり，特に高齢者では抑うつや認知症との鑑別が必要となる．リハビリテーション場面においても，認知機能の低下を認めた場合は甲状腺ホルモンを確認し，適宜補充を行うと改善する可能性がある（いわゆるtreatable dementia）．

表4 ● 甲状腺ホルモンの血液検査結果の見かた

	TSH	FT-3	FT-4
甲状腺機能亢進症	低下（↓）	上昇（↑）	上昇（↑）
甲状腺機能低下症	上昇（↑）	低下（↓）	低下（↓）
潜在性甲状腺機能低下症	上昇（↑）	正常（—）	正常（—）

2 リスク管理（表2）

合併症予防のために確認すべきこと

- 練習開始前に**下腿浮腫**の有無や悪化がないかどうか確認する．**体重増加**は浮腫増悪の徴候の目安となるため，体重変動にも注意する．
- 下腿浮腫は甲状腺ホルモンのバランスが崩れた場合（亢進，低下いずれも）にみられる症状である．浮腫を生じている場合には，深部静脈血栓症との鑑別が必要であるため医師に報告する．
- 無顆粒球症では，**易感染性**を生じる．
    - ▶ 血液検査結果も参照し，**白血球数や好中球数を把握**しておくことが望ましい．
- 抗甲状腺薬使用中に**関節痛**を認めた場合は適宜休憩をとり，痛みの悪化しない程度の練習にとどめることが望ましい．

中止を考慮すべき状態

- **胸痛**の出現がある場合．
    - ▶ 虚血性心疾患を疑う必要がある．
- **動悸**や**頻脈**，軽労作での**息切れ**出現がある場合．
    - ▶ 心不全を疑う必要がある．

3 代表的な副作用（表2）

◆ 無顆粒球症

- 主に抗甲状腺薬使用時にみられ，頻度は低いが死亡例も報告される重篤な副作用である．投与開始から2カ月以内に出現する可能性がある．
    - ▶ 2週間に一度，採血にて白血球数や好中球数を確認する必要がある．
- また，リハビリテーション場面においては，**感染予防策**を十分行う必要があり，自身や患者も含め，手指衛生の徹底やマスクの正しい着用などを推奨する．

◆ 虚血性心疾患

- 主に甲状腺機能低下時において使用される甲状腺ホルモン製剤は，動脈硬化の進行している患者に使用する場合，心臓に負荷をかける作用があるため，虚血性心疾患が表面化する可能性がある．

表5 ● 内分泌性の続発性骨粗鬆症の原因疾患[1]

- 甲状腺機能亢進症・副甲状腺機能亢進症
- クッシング症候群
- 性腺機能不全症
- 薬剤性〔ステロイド,抗うつ薬(SSRI),ワーファリンなど〕

さまざまな疾患や薬剤により,骨粗鬆症が誘発される.これらの危険因子をもつ患者では通常以上に骨折に注意する.

- リハビリテーション処方時に心電図や心臓超音波検査などで,心機能を評価しておくことが望ましく,リハビリテーション場面においても,**胸痛などの症状に注意**する必要がある.

◆ 骨粗鬆症

- 甲状腺ホルモンは骨代謝亢進作用があり,**続発性骨粗鬆症**の原因となり得る(表5).
- 骨粗鬆症の診断がなされた場合は甲状腺ホルモンを含めた続発性の原因疾患がないか確認する必要がある.

◆ 血管炎

- 他の抗甲状腺薬の副作用と異なり,特にプロピルチオウラシルを開始し,**長期間服用した後**に発症する場合が多い.
- 関節痛のほかに,血尿,血痰,皮下出血,有痛性紫斑などを認める場合は**血管炎(ANCA関連血管炎症候群)** を疑う必要がある.

文 献

1)「骨粗鬆症の予防と治療ガイドライン2015年版」〔骨粗鬆症の予防と治療ガイドライン作成委員会(日本骨粗鬆症学会・日本骨代謝学会・骨粗鬆症財団)/編〕,2015

第2章 各疾患の治療薬

E. 内分泌・代謝疾患の治療薬

④ 腎疾患治療薬

重要度 ★☆☆

佐藤　謙

表1 ● 代表的な薬剤

分類	一般名	商品名	投与法	特徴・副作用
尿毒症治療薬	炭素	クレメジン	内服	● 副作用：便秘，食思不振，悪心・嘔吐
高K血症治療薬 （陽イオン交換樹脂）	ポリスチレンスルホン酸ナトリウム	ケイキサレート	内服	● 副作用：便秘，腸閉塞，悪心・嘔吐，食思不振
	ポリエチレンスルホン酸カルシウム	カリメート アーガメイト		
Ca受容体作動薬	シナカルセト	レグパラ	内服	● 副作用：悪心・嘔吐，胃部不快感，消化管出血
高リン血症治療薬	セベラマー	レナジェル フォスブロック	内服	● 副作用：悪心・嘔吐，便秘，下痢，消化管潰瘍
	炭酸カルシウム	カルタン		
	炭酸ランタン	ホスレノール		
	ビキサロマー	キックリン		
	クエン酸第二鉄	リオナ		
	スクロオキシ水酸化鉄	ピートル		
腎性貧血治療薬 （EPO製剤）	エポエチンアルファ	エスポー	注射	● 副作用：血圧上昇，不整脈，発疹，脳卒中，心筋梗塞 ※2週から4週おきに皮下注射
	エポエチンベータ	エポジン		
	ダルベポエチンアルファ	ネスプ		
	エポエチンベータペゴル	ミルセラ		
利尿薬	※降圧薬参照（p.110）			

EPO：erythropoietin（エリスロポエチン）

表2 ● リハビリテーションへの影響

	危惧される問題	代表的な薬剤	頻度	影響
合併症のリスク	腸閉塞	陽イオン交換樹脂	★☆☆	★★☆
	脳卒中	EPO製剤	★☆☆	★★★
	便秘による尿毒症	陽イオン交換樹脂 尿毒症治療薬など	★☆☆	★★☆
リハの阻害因子	便秘	陽イオン交換樹脂 尿毒症治療薬など	★★☆	★☆☆
	食思不振	陽イオン交換樹脂 尿毒症治療薬など	★☆☆	★★☆
	血圧上昇	EPO製剤	★☆☆	★★☆

1 薬剤の基本知識（表1）

- 腎機能の低下に伴い，さまざまな電解質異常が出現する．なかでもカリウムのコントロールは重要で，上昇を認めた場合は薬剤でのコントロールに加え，食事中のカリウム摂取制限が必要となる場合がある．
- 腎機能低下時は利尿薬を使用している場合が多く，特にループ利尿薬はカリウムを低下させる作用があるため，逆に低K血症に至らないよう注意する．
  ▶ 高K血症・低K血症いずれも致死性不整脈を引き起こすリスクが高い．
  ▶ 高K血症時に使用される陽イオン交換樹脂は腸管内でカリウムを吸着させ，便中排泄を促し，血液中のカリウムの上昇を抑える作用がある．
- リン（P）もまた慢性腎臓病においては上昇しやすい電解質で，高リン血症治療を用いて上昇を抑えると死亡率が減少する可能性が報告されているが，目標値などは今のところ定まっていない．
- 慢性腎臓病では腎性貧血を生じる場合も多く，腎性貧血治療薬が使用される．
  ▶ 保存期の慢性腎臓病における腎性貧血の目標はHb 11 g/dL以上，13 g/dL未満が推奨されている[1]．

2 リスク管理（表2）

合併症予防のために確認すべきこと

- 定期的にEPO製剤を投与している場合は**血圧上昇**に注意する．血圧コントロールが不十分な場合，**脳卒中**を引き起こす可能性があるため，練習前後で**血圧測定を行う**．

- 逆に**腎性貧血**が十分治療されていない場合，貧血の進行に伴う心不全徴候を認める可能性があり，**適宜運動耐容能を確認**しておく．
- **腎機能低下患者**において，練習中に動悸や不整脈を頻回に認める場合は**電解質異常**を呈している可能性があり，カリウムを含めた電解質を採血にて確認する必要がある．
  - 高K血症の心電図変化は**高い尖鋭化したT波**（いわゆるテント状T波）が有名であるが，この所見を認めたら，すぐに利尿促進や陽イオン交換樹脂を使用し，速やかにKを低下させる必要がある．

中止を考慮すべき状態

- **意識レベルの低下**を生じた場合．
  - 尿毒症，脳卒中などを疑う必要がある．

3 代表的な副作用（表2）

◆ 便秘，腸閉塞，尿毒症

- 陽イオン交換樹脂や尿毒症治療薬などの副作用で便秘傾向となることがある．
  - 便秘により尿毒素が吸収されてしまい，尿毒症を発症してしまうリスクが高まる．
  - 下剤などによる排便コントロールをおろそかにしないことが重要である．

◆ 脳卒中，血圧上昇

- EPO製剤の作用にて，赤血球の産生が促進され，貧血が改善されるが，その結果循環血液量が増加し，血液粘稠度を高め，**血圧上昇**を引き起こすことがある．
  - それに伴い**脳卒中**の発症頻度が増えることが確認されている．EPO製剤使用時は血液検査結果でヘマトクリット値を確認し，その推移と経過を見ていく必要がある．

> **memo**
> - 腎臓はビタミンDを活性化させ，腸管からのカルシウム吸収を促進させるが，腎機能が低下してしまうとビタミンDは活性化されず，腸管でのカルシウム吸収が抑制される．カルシウムの吸収低下に伴い，血中のカルシウムが低下し，骨を溶解させて血中のカルシウムを維持しようとするため，骨粗鬆症を併発しやすい．

文献

1）「エビデンスに基づくCKD診療ガイドライン2018」（日本腎臓学会/編），東京医学社，2018

第2章 各疾患の治療薬

F. 循環器疾患の治療薬

① 抗血栓薬

重要度 ★★★

宮越浩一

表1 ● 代表的な薬剤

A) 抗凝固薬

一般名		商品名	投与法	特徴・副作用
ヘパリン		ヘパリンナトリウム ヘパリンCa	注射	● 古典的抗凝固薬であるが，現在も広く使用されている
エノキサパリン		クレキサン	注射	● 深部静脈血栓症の発生予防に使用 ● 出血性合併症のリスクは未分画ヘパリンより低い
ワルファリン		ワーファリン	内服	● 多くの薬剤や食物との相互作用をもつ ● 効果は個人差があり，PT-INRを測定して投与量を調整する
フォンダパリヌクス		アリクストラ	注射	● 深部静脈血栓症の発生予防に使用される
DOAC	ダビガトラン	プラザキサ	内服	● 頭蓋内出血のリスクはワルファリンより低い
	アピキサバン	エリキュース		
	リバーロキサバン	イグザレルト		
	エドキサバン	リクシアナ		

B) 抗血小板薬

一般名	商品名	投与法	特徴・副作用
アスピリン	バイアスピリン	内服	● 古典的な抗血小板薬であるが，現在も広く使用されている
シロスタゾール	プレタール	内服	● 副作用：頭痛，動悸・頻脈などが比較的多い ● 脳梗塞後に使用される
チクロピジン	パナルジン	内服	● 血栓性血小板減少性紫斑病（TTP）を生じることがあり，近年では使用頻度は減っている
クロピドグレル	プラビックス	内服	● チクロピジンより副作用が少ない ● 脳梗塞後に使用される
プラスグレル	エフィエント	内服	● クロピドグレルより効果発現が早い ● 冠動脈疾患に使用される

DOAC：direct oral anticoagulants（直接作用型経口抗凝固薬），
PT-INR：prothrombin time-international normalized ratio（プロトロンビン時間国際標準比）

表2 ● リハビリテーションへの影響

	危惧される問題	代表的な薬剤	頻度	影響
合併症のリスク	出血性梗塞	すべての抗血栓薬	★★☆	★★☆
	消化管出血		★★☆	★★☆
リハの阻害因子	出血傾向	すべての抗血栓薬	★★☆	★★☆
事故	転倒による頭蓋内出血	すべての抗血栓薬	★☆☆	★★★
	転倒による皮下出血		★★☆	★☆☆

1 薬剤の基本知識(表1)

- **脳梗塞**や**心筋梗塞**はリハビリテーションの対象疾患として症例数が多い．これらの疾患では抗血栓薬が使用されていることが多い．
- **心原性脳塞栓症**には抗凝固療法が第一選択となる．以前はワルファリンが一般的であったが，近年では直接作用型経口抗凝固薬(direct oral anticoagulant：DOAC)が使用されることが多くなった．
  - ▶ DOACはPT-INR(プロトロンビン時間国際標準比)のモニタリングが不要であること，薬剤や食品との相互作用が少ないこと，頭蓋内出血のリスクが低いことなどが利点である．
- **アテローム血栓性脳梗塞**や**ラクナ梗塞**の慢性期の再発予防には，アスピリン，シロスタゾール，クロピドグレルなどの抗血小板薬が使用される．
- **深部静脈血栓症**や**肺塞栓症**の治療には，抗凝固療法が実施される．
  - ▶ 深部静脈血栓症のリスクが高い場合には，予防的に抗凝固療法が実施される．
- **急性心筋梗塞**や**不安定狭心症**では経皮的冠動脈形成術(percutaneous coronary intervention：PCI)が実施されることが多く，ステント血栓症の予防目的に抗血栓薬が使用される．

2 リスク管理(表2)

合併症予防のために確認すべきこと

- 抗血栓薬は**出血傾向**を生じることが多い．出血傾向の強さに応じて練習内容を調節する必要がある．
- 複数の抗血栓薬が併用されている場合には，出血傾向はより強くなる．また**NSAIDsやステロイドの併用は，消化管出血のリスクを上昇**させる．併用されている薬剤の確認が必要である．

- ワルファリンを使用している患者では，治療効果の判定目的にてPT-INRが測定される．**PT-INRが高値の場合には，運動負荷を控える**ことが望ましい．PT-INRの目標値は1.5〜2.5とされることが多いため，これを大きく上回る場合には要注意である．

中止を考慮すべき状態

- **頭痛**，**悪心・嘔吐**，**意識障害**や**麻痺**の出現，**急激な血圧上昇**などがみられる場合．
  - ▶ 頭蓋内出血の可能性を考慮する必要がある．
- **吐血・下血**や**血圧低下・頻脈**などが認められる場合．
  - ▶ 重度の消化管出血の可能性を考慮する必要がある．
- 転倒により頭部打撲した場合．
  - ▶ 頭蓋内出血を生じる場合がある．

3 代表的な副作用（表2）

◆ 消化管出血

- 胃・十二指腸・大腸から出血を生じる場合がある．
- 高齢者，抗凝固薬と抗血小板薬の併用，抗血栓薬とNSAIDsやステロイドなどとの併用は危険因子となる．
- 出血量が多い場合，**出血性ショックをきたす場合もあり**，緊急性が高い状態となる．
- DOACはワルファリンと同等以上の脳塞栓症予防効果をもち，頭蓋内出血の発生頻度は低いというメリットをもつ．しかし消化管出血のリスクはある．
- 血液検査結果にて，Hb値の低下，BUN上昇がないかを確認する（消化管出血を生じた場合，血液中のタンパク質が消化管から吸収されることでBUN上昇をきたす）．

◆ 出血傾向

- 抗血栓薬により出血傾向をきたし，皮下の点状出血・斑状出血，鼻出血などを生じることがある．
- 出血傾向がみられる場合は，体表に強い刺激を加えることで，皮下出血を生じることもある．**通常以上に愛護的に練習を実施**する必要がある．

◆ 転倒による頭蓋内出血

- リハビリテーションに関連する事故として，転倒は比較的頻度が高い．
- 転倒による患者への影響が大きいものとして，骨折や頭蓋内出血がある．
  - 頭蓋内出血は，抗血栓薬を使用されている場合にはリスクが高くなる．
  - 遅発性の出血をきたす場合もあるため，リスクのある症例では頭部CTを繰り返し撮影することが必要である．
- 頭部打撲後の頭蓋内出血は，受傷時に発生する場合と，受傷後数時間～数週間かけて発生する場合がある．後者の場合，発見が遅れる場合がある．抗血栓薬を使用している患者で，**頭部打撲した場合には，当日の練習を中止し，主治医へ報告する**ことが望ましい．

  - 「リハビリテーション医療における安全管理・推進のためのガイドライン」での推奨[1]
    - 訓練中に転倒が生じた場合はどのようにするか？
    転倒事故の結果として骨折や頭蓋内出血を生じることがある．頭部を打撲している場合や，出血傾向がある場合，疼痛の訴えがある場合には，当日の訓練は中止として，精査を行うことを推奨する（グレード1C）．

文 献

1）「リハビリテーション医療における安全管理・推進のためのガイドライン第2版」（公益社団法人日本リハビリテーション医学会 リハビリテーション医療における安全管理・推進のためのガイドライン策定委員会/編），診断と治療社，2018

F. 循環器疾患の治療薬

② 降圧薬

重要度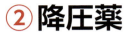

宮越浩一

 表1 ● 代表的な薬剤

分類	一般名	商品名	投与法	特徴・副作用
Ca拮抗薬	アムロジピン	アムロジン ノルバスク	内服 ※ニカルジピン，ジルチアゼムは注射製剤あり	● 副作用：ほてり，顔面紅潮，動悸，頻脈・徐脈，浮腫（グレープフルーツなどで作用が増強される）
	アゼルニジピン	カルブロック		
	シルニジピン	アテレック		
	ニカルジピン	ペルジピン		
	ニソルジピン	バイミカード		
	ニトレンジピン	バイロテンシン		
	ニフェジピン	アダラート セパミット		
	ニルバジピン	ニバジール		
	ベニジピン	コニール		
	ジルチアゼム	ヘルベッサー		
ARB	アジルサルタン	アジルバ	内服	● 副作用：高K血症，血管浮腫，腎障害
	イルベサルタン	アバプロ		
	オルメサルタン	オルメテック		
	カンデサルタン	ブロプレス		
	テルミサルタン	ミカルディス		
	バルサルタン	ディオバン		
	ロサルタン	ニューロタン		
ACE阻害薬	アラセプリル	セタプリル	内服	● 副作用：高K血症，咳嗽，血管浮腫（喉頭浮腫），腎障害 ● 誤嚥性肺炎を抑制する可能性
	イミダプリル	タナトリル		
	エナラプリル	レニベース		
	カプトプリル	カプトリル		
	キナプリル	コナン		
	テモカプリル	エースコール		

分類		一般名	商品名	投与法	特徴・副作用
利尿薬	サイアザイド系利尿薬	トリクロルメチアジド	フルイトラン	内服	● 副作用：脱水, 低Na血症, 低K血症, 高Ca血症, 低Mg血症, 高尿酸血症
		ヒドロクロロチアジド	ヒドロクロロチアジド		
		ベンチルヒドロクロロチアジド	ベハイド		
	ループ利尿薬	フロセミド	ラシックス	内服	● 副作用：脱水, 低Na血症, 低K血症, 低Ca血症, 高尿酸血症, 脂質異常症
β遮断薬		アテノロール	テノーミン	内服	● 副作用：徐脈, 房室ブロック, 心不全, 喘息発作
		ビソプロロール	メインテート	内服	
			ビソノテープ	外用（貼付）	
		メトプロロール	セロケン	内服	
		プロプラノロール	インデラル	内服・注射	
α遮断薬		ウラピジル	エブランチル	内服	● 副作用：起立性低血圧
		ドキサゾシン	カルデナリン		

ARB：angiotensin Ⅱ receptor blocker（アンジオテンシンⅡ受容体拮抗薬），
ACE阻害薬（ACE-I）：angiotensin-converting-enzyme inhibitor（アンジオテンシン変換酵素阻害薬）

表2 ● リハビリテーションへの影響

	危惧される問題	代表的な薬剤	頻度	影響
合併症のリスク	喉頭浮腫による気道閉塞	ACE阻害薬	★☆☆	★★★
リハの阻害因子	過度の降圧	すべての降圧薬	★★☆	★★☆
	起立性低血圧	α遮断薬	★★☆	★★☆
	脱水	利尿薬	★★☆	★★☆
	電解質異常	利尿薬	★★☆	★★☆
事故	転倒（起立性低血圧による転倒）	α遮断薬	★★☆	★★☆

1 薬剤の基本知識（表1）

- 血圧値が140/90 mmHg以上で高血圧と診断される．高血圧は脳卒中などの心血管疾患のリスクを上昇させるため，生活習慣の修正や降圧薬治療が必要となる．
- 主な降圧薬としては，Ca拮抗薬，アンジオテンシンⅡ受容体拮抗薬（ARB），アンジオテンシン変換酵素（ACE）阻害薬，利尿薬，β遮断薬がある．
- Ca拮抗薬やARBが選択されることが多い．病態によりα遮断薬などが追加されることもある．

- 過度の降圧による症状がリハビリテーションの阻害因子となることや，**起立性低血圧**による転倒などが問題となる．

> **memo** ◆ACE阻害薬の効果
>
> ACE阻害薬では咳嗽が代表的な副作用である．咳嗽が誘発されることが，高齢者の誤嚥性肺炎を予防するとする報告が散見される．
> 脳卒中治療ガイドライン2015においては，「嚥下障害による誤嚥性肺炎の予防にアンジオテンシン変換酵素（ACE）阻害薬，シロスタゾール，アマンタジンの投与を考慮してもよい（グレードC1）」と記述されている[1]．推奨グレードは低いものの，脳卒中後で誤嚥性肺炎のリスクが高いと判断される症例においては，ACE阻害薬の使用も考慮する価値がある．

2 リスク管理（表2）

合併症予防のために確認すべきこと

- **脱水**や**電解質異常**により全身状態が不安定となる場合がある．**血液検査結果を確認**する．
- 過度の降圧によりふらつきなどを生じる場合がある．**練習開始前，体位変換後のバイタルサインを測定**することが望ましい．

中止を考慮すべき状態

- ACE阻害薬を投与された患者で，新しく発症した**呼吸困難**や**喘鳴**がある場合．
  - ▶ 喉頭浮腫による気道閉塞を疑う必要がある．

3 代表的な副作用（表2）

◆ 電解質異常

- 利尿薬では**電解質異常**を生じる場合もある．
- 血液検査結果を参照し，電解質異常による合併症を生じる危険性がないか確認する〔F-⑥「利尿薬」，p.129も参照〕．

◆ 脱水

- **利尿薬**は過剰な利尿による脱水を生じる場合もある．
- 夏期に脱水を生じやすいため，**室温管理**や**水分摂取状況の確認**が必要である．
- 脱水により**血圧低下・頻脈**を生じる場合もあり，バイタルサインの観察が必要となる．

◆ 起立性低血圧

- α遮断薬で多くみられる．起立性低血圧による**ふらつき**がリハビリテーションの阻害因子となる．
  - ▶ ふらつきによる転倒事故や脳血流の不足による失神などに注意が必要である．
- 初回投与時に過度の降圧を生じる「ファーストドーズ・フェノミナン」とよばれる副作用がある．
  - ▶ α遮断薬が新規に処方された場合は，特に血圧低下に対する注意が必要である．
- **血圧低下**が練習の中止を考慮する基準に該当する場合があり，練習が頻繁に中止となってしまう場合がある．
  - ▶「リハビリテーション医療における安全管理・推進のためのガイドライン」では，**収縮期血圧70〜90 mmHg未満は訓練中止を考慮する目安**とされている[2]．
  - ▶ しかし，血圧変動の原因が明確であり，全身状態が安定していると判断される場合には，訓練実施は可能ともされている．
  - ▶ 血圧低下の原因が降圧薬であれば患者の状態に応じて練習を継続することが望ましい．

- 「リハビリテーション医療における安全管理・推進のためのガイドライン」での推奨[2]
  - ▶ 血圧上昇・血圧低下がある場合に運動負荷を伴う訓練を行うか？
    - 血圧変動の原因が明確であり，全身状態が安定していると判断できる場合には，訓練を実施することを提案する．ただし，訓練を実施する際には，症状やバイタルサインの変化に注意し，訓練内容は患者の状態に応じて調整する必要がある（グレード2C）．
    - 訓練中止を考慮する目安として，収縮期血圧180〜200 mmHgを超える場合，または収縮期血圧70〜90 mmHg未満を参考値とすることを提案する（グレード2D）．

◆ 血管拡張作用による症状

- **Ca拮抗薬**の副作用としてのほてり，顔面紅潮，動悸，頻脈などの血管拡張作用による副作用は，内服開始後早期に生じることがある．
  - ▶ 内服の継続により，これらの症状は緩和することが多い．
- 長期的な内服による副作用としては，下腿浮腫がある．
  - ▶ 下腿浮腫は両側性に生じ，心不全や腎不全による下腿浮腫との鑑別が必要となる．

◆ 血管浮腫

- **ACE阻害薬**では，眼瞼，口唇，喉頭，陰部などの血管浮腫を生じる場合がある．
- **口腔内や喉頭に浮腫を生じた場合，気道閉塞に至る場合**があり，重篤な結果となることもある．
- ACE阻害薬投与開始早期に生じることが多い．
- **呼吸困難**や**喘鳴**などの症状がみられる場合では，注意が必要である．

> **memo**
>
> ### ◆ β遮断薬と低血糖
>
> 糖尿病患者に対してインスリンやスルホニル尿素薬などの糖尿病治療薬が使用されている場合，低血糖症状をきたすことがある．低血糖症状としては，頻脈，振戦などの交感神経刺激症状が出現することが多い．しかし交感神経遮断薬である**β遮断薬では，このような症状を抑制することがある**．これによって，低血糖の診断が遅れる場合がある．
>
> ### ◆ 降圧薬合剤
>
> 降圧薬単剤で十分な降圧が得られない場合，別の降圧薬と併用されることがある．併用の組み合わせとしては，ARBと利尿薬，ARBとCa拮抗薬が選択されることが多い．近年ではこれらを組み合わせた合剤も複数市販されている．単剤よりも降圧効果が高いため，過度の降圧に注意する必要がある．合剤では利尿薬として，サイアザイド系利尿薬であるヒドロクロロチアジドやトリクロルメチアジドが組み合わされているため，この副作用にも注意が必要である．

文献

1) 「脳卒中治療ガイドライン2015［追補2017］」（日本脳卒中学会脳卒中ガイドライン委員会/編），協和企画，2017
2) 「リハビリテーション医療における安全管理・推進のためのガイドライン第2版」（公益社団法人日本リハビリテーション医学会 リハビリテーション医療における安全管理・推進のためのガイドライン策定委員会/編），診断と治療社，2018

第2章 各疾患の治療薬

F. 循環器疾患の治療薬

③ 不整脈治療薬

重要度 ★★★

桂井隆明

表1 ● 代表的な薬剤

分類		一般名	商品名	投与法	特徴・副作用
Naチャネル遮断薬	Ⅰa群	プロカインアミド	アミサリン	内服・注射	・主に心房性頻脈に使用 ・副作用：新規不整脈，低血糖（ジソピラミドとシベンゾリン）
		ジソピラミド	リスモダン	内服	
		シベンゾリン	シベノール	内服・注射	
	Ⅰb群	リドカイン	オリベス	注射	・リドカイン・メキシレチンは心室性不整脈に使用．アプリンジンは心房性の頻脈に使用 ・副作用：新規不整脈，痙攣
		メキシレチン	メキシチール	内服・注射	
		アプリンジン	アスペノン	内服・注射	
	Ⅰc群	ピルシカイニド	サンリズム	内服・注射	・主に心房性の頻脈に使用 ・副作用：新規不整脈
		フレカイニド	タンボコール	内服・注射	
		プロパフェノン	プロノン	内服	
Ⅱ群 （β遮断薬）		プロプラノロール	インデラル	内服・注射	・主に頻脈で使用する ・副作用：徐脈，房室ブロック，血圧低下，心不全，喘息発作
		アテノロール	テノーミン	内服	
		メトプロロール	セロケン	内服	
		ビソプロロール	メインテート	内服	
			ビソノテープ	外用（貼付）	
		カルベジロール	アーチスト	内服	
		ランジオロール	オノアクト	注射	
Ⅲ群 （Kチャネル遮断薬）		アミオダロン	アンカロン	内服・注射	・心室性不整脈に使用．アミオダロンは心房細動や心室性不整脈に幅広く使用される ・副作用：甲状腺機能異常，間質性肺炎，新規不整脈，QT延長
		ソタロール	ソタコール	内服	
		ニフェカラント	シンビット	注射	
Ⅳ群 （Ca拮抗薬）		ベラパミル	ワソラン	内服・注射	・主に頻脈で使用する ・副作用：血圧低下，ほてり，顔面紅潮，動悸，頻脈，徐脈，浮腫（グレープフルーツなどで作用が増強される）
		ジルチアゼム	ヘルベッサー	内服・注射	

分類	一般名	商品名	投与法	特徴・副作用
その他	イソプレナリン	プロタノール	内服・注射	● 徐脈に対して使用 ● 副作用：動悸，頻脈
	アトロピン	アトロピン	内服・注射	● 徐脈に対して使用 ● 副作用：緑内障悪化，尿閉，口渇
	アデノシン三リン酸（ATP）	アデホス	注射	● 発作性上室性頻脈に使用 ● 副作用：悪心・嘔吐，頭痛，気管支痙攣

表2 ● リハビリテーションへの影響

	危惧される問題	代表的な薬剤	頻度	影響
合併症のリスク	新規不整脈	すべての不整脈治療薬	★☆☆	★★☆
	心不全	β遮断薬（その他の薬剤も可能性あり）	★★☆	★★☆
	間質性肺炎	アミオダロン	★☆☆	★★☆
	喘息発作	カルベジロール	★★☆	★★☆
	低血糖	ジソピラミド，シベンゾリン	★☆☆	★★☆
リハの阻害因子	徐脈・血圧低下	β遮断薬・Ca拮抗薬（他の薬剤も可能性あり）	★★☆	★★☆
事故	失神・転倒	β遮断薬・Ca拮抗薬（他の薬剤も可能性あり）	★★☆	★★☆

1 薬剤の基本知識（表1）

- 抗不整脈薬は表1のようにI群〜IV群に大別される．I群はNaチャネル遮断薬，II群はβ遮断薬，III群はKチャネル遮断薬，IV群はCa拮抗薬と分類されている．それぞれの群によって作用や適応になる不整脈の種類が異なる．
- 前述の分類に当てはまる不整脈薬以外にも，徐脈に対してイソプレナリンやアトロピンが使用されることがある．しかし意識消失などを伴う徐脈では多くの場合投薬だけでは不十分で，ペースメーカー挿入が必要となる．
- ATPは発作性上室性頻脈を停止させる目的で静脈投与される．

> **memo ◆不整脈とは**
> 心拍数は通常60〜100回/分程度（文献によって差あり）とされているが，それ以上（頻脈）またはそれ以下（徐脈）の心拍数であったり，脈の不整（リズム不整）を認める場合を不整脈という．不整脈は致死的なものから放置して問題ないものまでさまざまである．
> 不整脈は大まかに頻脈性（速い不整脈）と徐脈性（遅い不整脈）に分類される（厳密には頻脈でも徐脈でもない不整脈も存在する）．また不整脈が生じる場所によって，上室性（洞結節・心房・房室結節に原因があるもの）と心室性（心室に原因があるもの）に分類される（表3）．

前述の通り，不整脈は放置して問題ないものもあるため，「不整脈＝危険」とやみくもに考えるのは，むしろ過剰な安静度制限に繋がり患者に害をなす可能性もある．しかし一方で表3にあげた通り，致死的な不整脈や合併症発症につながる不整脈もあるため，適切なリハビリテーション施行のためにも最低限の不整脈の知識は必要である．

表3 ● 不整脈の分類 (太文字は致死的な不整脈)

	徐脈性	頻脈でも徐脈でもないもの	頻脈性
上室性	洞停止，洞房ブロック，洞不全症候群，完全・高度房室ブロック，Ⅰ度・Ⅱ度（Wenckebach型）房室ブロック，心房細動※，洞性徐脈	心房細動※，上室性期外収縮	**心房細動※**，心房頻拍，発作性上室性頻脈
心室性		心室性期外収縮	**心室細動，心室頻拍**

※心房細動は致命的でない場合も多いが，脳梗塞などの塞栓症や心不全の原因になりうるため注意が必要．また心房細動は頻脈・徐脈・通常心拍数のすべてがありうる

2 リスク管理 (表2)

合併症予防のために確認すべきこと

- 表2に示すとおり，すべての抗不整脈薬は不整脈誘発リスクがある．だからといってすべての抗不整脈薬内服患者にモニターを着けながらの練習は現実的ではない．
- 看護記録を確認し，**バイタルサインの異常**や**失神・血圧低下・動悸等**を訴えていないかを確認する．
- 練習前にバイタルサイン（特に**血圧，脈拍数**）を確認し，普段と変化がないかを確認する．
  ▶ 普段と比べて過度な頻脈や徐脈がある場合は医師に報告し，練習の可否を相談する．
- 患者から眼前暗黒感の訴えや，起き上がらせた際の意識消失がないか注意する．

中止を考慮すべき状況

- 重度の**頻脈・徐脈**や**血圧の変動**を認める場合
  ▶ 「リハビリテーション医療における安全管理・推進のためのガイドライン」[1]での訓練中止を考慮する目安．
  ① 脈拍40回/分未満，または120〜150回/分を超える
  ② 収縮期血圧70〜90 mmHg未満

→循環動態が不安定であることを疑う．
- **呼吸状態の異常**を認める場合
  - ▶「リハビリテーション医療における安全管理・推進のためのガイドライン」[1]での訓練中止を考慮する目安．
    ① 呼吸数30～40回/分を超える場合，または呼吸数5～8回/分未満
    ② SpO_2値88～90％未満
    →心不全の増悪や呼吸器系の合併症を疑う必要がある

> **memo** ◆ 心拍と脈拍の違い
> 心拍は心臓の拍動そのものであり，脈拍は末梢の動脈の拍動のことである．原則は心拍数と脈拍数は同じだが，実臨床場面では乖離する場合がある．例えば心房細動による頻脈発作の際に本当の心拍数は150回/分だが，末梢で脈がうまく検知することができず，脈拍数は80回/分となることがある．患者が動悸を訴えているが脈拍数が正常な際には，胸部聴診で聴取できる心拍と末梢での脈拍を比べてみるとよい．乖離がある場合には隠れた頻脈を発見することができる場合もある．

3 代表的な副作用（表2）

◆ 不整脈
- 抗不整脈薬は名前のとおり不整脈の治療に使われるが，その一方で薬剤そのものが新規の不整脈を誘発（催不整脈性）する場合もある．
- 新規に抗不整脈薬が処方された場合や，変更された場合には，通常以上に**症状変化**や**バイタルサインの変動に注意**する必要がある．

◆ 徐脈・血圧低下・心不全
- β遮断薬やCa拮抗薬で主に認められる．脳血流低下による**ふらつき**や**失神**，**転倒**に注意が必要である．
- 循環動態の変動により**徐脈**など，心不全の増悪を生じる場合もあり，自覚症状や**バイタルサインの変動に注意**する必要がある．

◆ 喘息発作
- β遮断薬の一部（カルベジロールなど）で認める．β受容体の一部が気管にも存在し，気管支平滑筋を収縮する場合があるためである．

◆ 間質性肺炎

- 主にアミオダロンで出現する場合がある．アミオダロン内服患者が新規に息切れやSpO_2低下を認めるようになった際には心不全だけでなく間質性肺炎の場合もある．

文 献

1）「リハビリテーション医療における安全管理・推進のためのガイドライン第2版」（公益社団法人日本リハビリテーション医学会 リハビリテーション医療における安全管理・推進のためのガイドライン策定委員会/編），診断と治療社，2018

column

QT延長

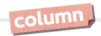

心電図のQT時間（図）は心臓が電気的に興奮した状態から回復するまでの時間である．この間は心臓が電気的に不安定な状態である．これが延長することで多形性心室頻拍（Torsade de Pointes：TdP）が誘発されることがある．心停止に至ることもある重大な不整脈である．

QT延長を副作用にもつ薬剤は複数ある．これらの薬剤を使用されている患者では，カルテの記載や心電図所見に注意する必要がある．QT延長を生じている場合では，練習継続が可能かを医師に確認する．練習継続となった場合でも，循環動態に影響を与える運動負荷は避けるべきである．

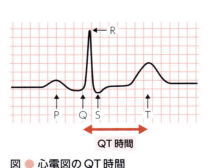

図 ● 心電図のQT時間

第2章 各疾患の治療薬

F. 循環器疾患の治療薬

④ 狭心症治療薬

重要度 ★★☆

桂井隆明

表1 ● 代表的な薬剤

分類	一般名	商品名	投与法	特徴・副作用
硝酸薬	ニトログリセリン	ニトロペン	舌下	・狭心症発作時に広く使われる. ・副作用:血圧低下,頭痛,緑内障悪化
		ミオコール	注射・スプレー	
		ミリステープ	外用(貼付)	
	硝酸イソソルビド	ニトロール	内服・注射・スプレー	
		フランドル	内服・外用(貼付)	
	一硝酸イソソルビド	アイトロール	内服	
Ca拮抗薬	ジルチアゼム	ヘルベッサー	内服・注射	・冠攣縮性狭心症に対する冠動脈拡張作用を目的に使用 ・副作用:血圧低下,ほてり,顔面紅潮,動悸,頻脈・徐脈,浮腫(グレープフルーツなどで作用が増強される)
	ベラパミル	ワソラン		
	ベニジピン	コニール	内服	
	ニフェジピン	アダラート		
	アムロジピン	アムロジン		
ATP感受性カリウムチャネル開口薬	ニコランジル	シグマート	内服・注射	・硝酸薬に比較して血圧低下や反射性頻脈が少ない ・副作用:血圧低下,消化性潰瘍・消化管出血,動悸,顔面紅潮,緑内障悪化

表2 ● リハビリテーションへの影響

	危惧される問題	代表的な薬剤	頻度	影響
合併症のリスク	消化性潰瘍・消化管出血	ニコランジル	★☆☆	★★☆
	緑内障悪化	硝酸薬,ニコランジル	★☆☆	★★☆
	徐脈	Ca拮抗薬(特にジルチアゼム・ベラパミル)	★★☆	★★☆
リハの阻害因子	頭痛	硝酸薬	★☆☆	★☆☆
	低血圧	すべての狭心症治療薬	★★☆	★★☆
事故	低血圧によるふらつき,転倒	すべての狭心症治療薬	★★☆	★★☆

1 薬剤の基本知識（表1）

- 虚血性心疾患に対しては，①冠動脈の血流維持と②心筋の酸素需要量低減による心筋保護が重要である．
- 表1にあげた薬剤は冠動脈拡張作用をもち，①を目的に使用される．硝酸薬はさまざまな剤形があり，即効性のものは発作の寛解に，持続性のものは発作の予防に使用される．
- これらの薬剤に加えて，狭心症治療薬としては下記の薬剤なども用いられる．
  - ▶ 抗血小板薬（アスピリン・クロピドグレルなど）→F-①参照（p.106）
  - ▶ β遮断薬（カルベジロール・ビソプロロールなど）→F-②参照（p.110）
  - ▶ スタチン系薬剤（アトルバスタチン・ロスバスタチンなど）→E-②参照（p.96）
  - ▶ アンジオテンシン変換酵素（ACE）阻害薬（タナトリル・エナラプリルなど），アンジオテンシン受容体拮抗薬（ARB）（カンデサルタン・オルメサルタンなど）→F-②参照

> **memo ◆ 虚血性心疾患とは**[1]
> 虚血性心疾患は心筋の酸素需要量と供給量のアンバランスによって生じる心筋虚血が原因となる．症状としては数分間持続する胸部違和感や胸痛といった軽度のものから，血圧低下・致死的不整脈・心停止に至る場合まである．
> 虚血性心疾患の主な原因としては動脈硬化による冠動脈血流障害があげられる．また日本では欧米に比べて冠動脈の攣縮が冠動脈血流障害の原因になる場合（冠攣縮性狭心症）が多い．虚血性心疾患は心筋虚血が不可逆的な心筋梗塞ならびに心筋虚血が進行しつつある不安定狭心症〔まとめて急性冠症候群（ACS）〕と，虚血が可逆的な安定狭心症に大別される．
> 虚血性心疾患に対する治療としては前述の薬剤以外に，冠動脈血流維持のためには冠動脈バイパス術や冠動脈インターベンション（PCI），薬剤としては抗血小板薬，スタチンが使用される．また心筋の酸素需要量低減に対してはβ遮断薬やACE阻害薬，ARBが使用される．

2 リスク管理（表2）

合併症予防のために確認すべきこと

- **1**で述べた薬剤は血管拡張作用に伴い血圧低下を生じることがある．そのため，事前に看護記録などを確認し，普段に比べて**血圧の低下**がないか，また**起き上がり時の眼前暗黒感**や**意識消失**などといった症状がないかについて確認することが望ましい．
  - ▶ 上記のような所見・症状を認める場合には**起き上がらせるときや離床時にバイタルサインを確認**し，血圧低下がないことを確認することが望ましい．

- ▶ ジルチアゼム・ベラパミルは徐脈を生じることがある．これについても低血圧と同様の症状を起こすことがあるため，同様に確認が必要である．

中止を考慮すべき状態

- 過度な血圧低下や起居動作時の**意識消失・眼前暗黒感**など血圧低下を疑う所見を認める場合．
  - ▶ 冠動脈血流改善薬はいずれも血圧低下の副作用があるため，過度な降圧や起立性低血圧に注意が必要である．

3 代表的な副作用 (表2)

◆ 血圧低下

- 血管拡張作用に伴い生じる場合がある．「リハビリテーション医療における安全管理・推進のためのガイドライン」では，**収縮期血圧70〜90 mmHg未満**は訓練中止を考慮する目安とされている[2]．
- しかし，血圧変動の原因が明確であり，全身状態が安定していると判断される場合には，練習実施は可能ともされている．血圧低下の原因が**表1**の薬剤であれば，患者の状態に応じて練習を継続する場合もあり，担当医との中止基準の相談が必要である．

◆ 徐脈

- Ca拮抗薬のなかでもジルチアゼム・ベラパミルは心拍数を下げる作用があるため，ときに徐脈になる場合がある．
- 「リハビリテーション医療における安全管理・推進のためのガイドライン」では，新規に不整脈を生じた場合，または脈拍の変動が顕著な場合，または随伴症状を伴う不整脈を生じた場合には，当日の訓練は中止して精査を行うことを推奨するとされており，徐脈の中止基準の目安としては**40回/分**としている[2]．

◆ 消化性潰瘍・消化管出血

- ニコランジルは口内炎・小腸潰瘍・肛門潰瘍など，全消化管に潰瘍形成ならびに出血のリスクがある．
  - ▶ **黒色便**や**鮮血便**などの訴えがあった際にはバイタルサイン変動がないかなどを確認のうえ医師への相談が必要である．

◆ 緑内障悪化

- 硝酸薬, ニコランジルは眼圧上昇に伴い緑内障を悪化させる可能性がある.
  ▶ 患者が**強い眼痛**(**頭痛**の場合もある)や**視野異常**などを訴える場合には, 練習の中止を検討し, 担当医や病棟スタッフに伝えることが望ましい.

> **memo** ◆ どのような胸痛に注意すべきか?[3]
>
> 虚血性心疾患〔特に急性冠症候群(ACS)〕は急速に致死的な転機をたどる可能性があり, 発症から素早い対応が必要になる. ACSの主症状は胸痛だが, 胸痛には筋骨格系の問題など緊急性の高くないものも含まれる.「リハビリテーション医療における安全管理・推進のためのガイドライン」[2]では, ACSの胸痛について文献3をもとにしたリスク分類をあげている.
> - **低リスク**:胸膜痛, 体位により痛みが変化する, 触診で痛みが再現できる, 刺すような痛み
> - **低〜中リスク**:運動と関係のない胸痛, 胸壁の狭い範囲での胸痛
> - **中〜高リスク**:胸部圧迫感, 以前の心筋梗塞と同じような痛み, 以前の狭心症より悪い痛み, 悪心・嘔吐, 冷汗を伴う胸痛
> - **高リスク**:肩に放散する胸痛, 運動で出現した胸痛

文 献

1) 「Harrison's Principles of Internal Medicine, 20th ed. 」(Jameson JL, et al eds), McGraw-Hill Education, 2018
2) 「リハビリテーション医療における安全管理・推進のためのガイドライン第2版」(公益社団法人日本リハビリテーション医学会 リハビリテーション医療における安全管理・推進のためのガイドライン策定委員会/編), 診断と治療社, 2018
3) Swap CJ & Nagurney JT:Value and limitations of chest pain history in the evaluation of patients with suspected acute coronary syndromes. JAMA, 294:2623-2629, 2005

第2章 各疾患の治療薬

F. 循環器疾患の治療薬

⑤ 心不全治療薬

重要度 ★★☆

桂井隆明

 表1 ● 代表的な薬剤

A) 降圧薬・抗不整脈薬

分類	一般名	商品名	投与法	特徴・副作用
ACE阻害薬	エナラプリル	レニベース	内服	● 副作用：高K血症，咳嗽，血管浮腫（喉頭浮腫），腎障害
	リシノプリル	ロンゲス		
ARB	カンデサルタン	ブロプレス	内服	● 副作用：高K血症，血管浮腫，腎障害
MRA	スピロノラクトン	アルダクトンA	内服	● 副作用：高K血症，腎障害
	エプレレノン	セララ		
β遮断薬	カルベジロール	アーチスト	内服	● 副作用：徐脈，房室ブロック，血圧低下，心不全憎悪，喘息発作
	ビソプロロール	メインテート	内服	
		ビソノテープ	外用（貼付）	
	ランジオロール	オノアクト	注射	

B) 血管拡張薬

分類	一般名	商品名	投与法	特徴・副作用
ヒドララジン	ヒドララジン	アプレゾリン	内服・注射	● 副作用：血圧低下，肝機能障害，SLE様症状，溶血性貧血，血管炎
硝酸薬	ニトログリセリン	ニトロペン	舌下	● 副作用：血圧低下，頭痛，緑内障悪化
		ミオコール	注射・スプレー	
		ミリステープ	外用（貼付）	
	硝酸イソソルビド	ニトロール	内服・注射・スプレー	
		フランドル	内服・外用（貼付）	
	一硝酸イソソルビド	アイトロール	内服	

C) 強心薬

分類	一般名	商品名	投与法	特徴・副作用
ジギタリス製剤	ジゴキシン	ジゴキシン	内服・注射	● 副作用：ジギタリス中毒（不整脈・食思不振），非閉塞性腸管虚血
		ジゴシン		
	メチルジゴキシン	ラニラピッド	内服	
PDE阻害薬	ピモベンダン	アカルディ	内服	● 副作用：不整脈，血圧低下
	ミルリノン	ミルリーラ	注射	
カテコラミン	ドパミン	イノバン	注射	● 副作用：不整脈，動悸，血圧上昇（ドブタミンでは血圧低下する場合もある），精神症状，振戦，頭痛，めまい，ふらつき，消化器症状，高血糖
	ドブタミン	ドブポン		
	アドレナリン	ボスミン		

ACE阻害薬（ACE-I）：angiotensin converting enzyme inhibitor（アンジオテンシン変換酵素阻害薬），
ARB：angiotensin II receptor blocker（アンジオテンシンII受容体拮抗薬），
MRA：mineralocorticoid receptor antagonist（ミネラルコルチコイド受容体拮抗薬），
PDE阻害薬：phosphodiesterase III inhibitor（ホスホジエステラーゼIII阻害薬）

表2 ● リハビリテーションへの影響

	危惧される問題	代表的な薬剤	頻度	影響
合併症のリスク	高K血症	ACE阻害薬・ARB・MRA	★★☆	★★☆
	喉頭浮腫による気道閉塞	ACE阻害薬	★☆☆	★★☆
	喘息発作	カルベジロール	★★☆	★★☆
	ジギタリス中毒	ジギタリス製剤	★★☆	★★☆
リハの阻害因子	低血圧・意識消失	カテコラミン以外の心不全治療薬（カテコラミンのうちドブタミンは血圧低下を生じる場合もある）	★★☆	★★☆
	徐脈	β遮断薬	★★★	★★☆
事故	ふらつき，転倒	すべての心不全治療薬	★★☆	★★☆

1 薬剤の基本知識（表1）

- 心不全で心臓の収縮力が弱っていると，交感神経系，レニン・アンジオテンシン・アルドステロン（RAA）系が賦活化され，それがさらに心臓の収縮力を弱めるという悪循環につながる．それを抑制することが心不全（特に慢性心不全）での治療の中心になっている．
- RAA系を抑制する作用をもつ，アンジオテンシン変換酵素（ACE）阻害薬やアンジオテンシンII受容体拮抗薬（ARB）が心不全治療の中心的な役割を果たしている．ミネラルコルチコイド受容体拮抗薬（MRA）も同様の理由で治療に使われる．

- β遮断薬は交感神経の興奮を和らげることで，心拍数・心筋酸素需要量の上昇を抑制することを目的に使用される．
- 利尿薬は心不全患者のうっ血に基づく労作時呼吸困難・浮腫などの症状を軽減するために有効とされている（詳細は**次項F-⑥「利尿薬」**参照）．
- 血管拡張薬は上記の薬剤に追加して使われる場合がある．急性期の血行動態改善に期待されるが，その生命予後改善効果についてははっきりしていないとされる．
- ジギタリス製剤やそれ以外の強心薬は直接生命予後の改善についてはデータが出ていないものの，重症例におけるQOLの改善などに利用されることがある．
  - ▶ カテコラミン類は特に急性期の重症な段階での血圧などの安定を目的に使用されている．

2 リスク管理 (表2)

合併症予防のために確認すべきこと

- そもそも心不全患者はその原疾患の影響で**循環動態・呼吸状態が不安定**な場合があるため，心不全に関するリスク管理を十分に行うことが必要である．
- **血圧・脈拍数・SpO₂・呼吸数の異常**や，日常生活・病棟生活のなかで**呼吸困難感・下腿浮腫・労作時の胸部痛**，それ以外の体調不良を訴えていないかを，事前に確認することが重要である．
- 定期的に体重を測定している患者については，その**体重の変化を確認**するのも有効である．
  - ▶ 体重が急激に上昇（1週間以内に2 kg以上）している場合には，体内の水分量が急激に増加している可能性があり，心不全の徴候（息切れや呼吸困難感・下腿浮腫・労作時胸痛など）を慎重に聴取することが重要である．
  - ▶ 逆に体重が過度に減少している患者は脱水や食思不振・低栄養の可能性があり，血圧低下やふらつきなどの出現に注意が必要である．
- ACE阻害薬，ARB，MRAや利尿薬（**次項F-⑥**）は**電解質異常**を生じることが多いため，もし確認できるのであれば血液検査結果を確認することも重要である．
- 特に**血清Na値・K値は非常に重要**である．これらが異常高値，異常低値の場合には担当医に練習継続の可否を確認することが望ましい．

中止を考慮すべき状況

- ジギタリス製剤使用中の患者が，**悪心・嘔吐，食思不振，不整脈**を生じた場合[1]．
  - ▶ ジギタリス中毒を疑う必要がある．

- **十分な血圧が維持できない場合や血圧の変動が大きい**場合．
  ▶ これらの場合は，全身状態が不安定であると判断する必要がある[1]．

3 代表的な副作用 (表2)

◆ 高K血症・腎障害
- ACE阻害薬・ARB，MRAで生じる場合がある．
- 前述の通り，これらの薬剤はRAA系を阻害することで作用を発揮するが，あまりにRAA系を阻害する方向に作用しすぎると，血液の中のカリウムが上昇するためである．
  ▶ カリウムの上昇が進むと心電図変化や心停止など重大な合併症につながるため，定期的な血液検査などの注意が必要とされている．

◆ 血圧低下
- ACE阻害薬，ARB，MRA，β遮断薬や血管拡張薬，PDE阻害薬で主に認められる．
- 脳血流低下によるふらつきや**失神，転倒に注意**が必要である．

◆ 徐脈
- β遮断薬で生じる場合がある．血圧低下同様ふらつきや**失神，転倒に注意**が必要である．

◆ 不整脈
- ジギタリス製剤や強心薬で生じる場合がある．

◆ 喘息発作
- β遮断薬の一部（カルベジロールなど）で認める．β受容体の一部が気管にも存在し，気管支平滑筋を収縮する場合があるためである．

◆ ジギタリス中毒
- ジギタリスは血中濃度が上昇すると中毒症状を生じる場合がある．
  ▶ 特に高齢者は薬剤の代謝能力の低下から，少量の内服であってもジギタリス中毒を生じることがある．
- 症状としては食思不振や悪心・嘔吐，心電図変化，不整脈などがあげられる．

文献

1）「リハビリテーション医療における安全管理・推進のためのガイドライン第2版」（公益社団法人日本リハビリテーション医学会 リハビリテーション医療における安全管理・推進のためのガイドライン策定委員会/編），診断と治療社，2018

心不全とは何か？

桂井隆明

心不全は心臓の機能異常によって，呼吸困難・倦怠感・浮腫・易疲労性などが出現する病気である．心臓は筋肉が十分に膨らみ（拡張），かつ十分にしぼむ（収縮）ことで，血流を全身に行き渡らせているが，その機能に異常が生じると心不全につながっていく．

心不全は大まかに以下の2種類があげられる．
- 心臓が収縮して血液を押し出す力〔左室駆出率（EF）という〕が弱くなっている心不全：**HFrEF**（heart failure with reduced EF）
- 心臓が収縮する力はあるが，膨らみきらないためうまく血液を押し出すことができない心不全：**HFpEF**（heart failure with preserved EF）

また心不全と一口にいっても，症状の重さもさまざまである．日常生活にほとんど制約をきたさない無症状〜軽度なものから，安静時でも強い呼吸苦などの症状があり，ほとんど動くことができないような重症なものまである．症状があるなかでどのくらい動くことができるかを運動耐容能という．

表 ● NYHA 心機能分類

クラス	患者の症状
Ⅰ	心疾患はあるが身体活動に制限はない．日常的な身体活動では著しい疲労，動悸，呼吸困難あるいは狭心痛を生じない
Ⅱ	軽度ないし中等度の身体活動の制限がある．安静時には無症状．日常的な身体活動で疲労，動悸，呼吸困難あるいは狭心痛を生じる
Ⅲ	高度の身体活動の制限がある．安静時には無症状．日常的な身体活動以下で疲労，動悸，呼吸困難あるいは狭心痛を生じる
Ⅳ	心疾患のためいかなる身体活動も制限される．心不全症状や狭心痛が安静時にも存在する．わずかな労作でこれらの症状は増悪する

リハビリテーション場面では運動耐容能の指標として**NYHA**（New York Heart Association：ニューヨーク心臓協会）心機能分類（表）がよく使用されている．

第2章 各疾患の治療薬

F. 循環器疾患の治療薬

⑥ 利尿薬

重要度 ★★★

桂井 隆明

表1 ● 代表的な薬剤

分類	一般名	商品名	投与法	特徴・副作用
サイアザイド系利尿薬	トリクロルメチアジド	フルイトラン	内服	・副作用：脱水，低Na血症，低K血症，高Ca血症，低Mg血症，高尿酸血症
	ベンチルヒドロクロロチアジド	ベハイド		
	ヒドロクロロチアジド	ヒドロクロロチアジド		
サイアザイド系類似利尿薬	インダパミド	ナトリックス	内服	
ループ利尿薬	フロセミド	ラシックス	内服・注射	・副作用：脱水，低Na血症，低K血症，低Ca血症，高尿酸血症，脂質異常症
	トラセミド	ルプラック	内服	
	アゾセミド	ダイアート		
K保持性利尿薬	スピロノラクトン	アルダクトンA	内服	・副作用：脱水，高K血症，腎障害
	エプレレノン	セララ		
バソプレシン受容体拮抗薬	トルバプタン	サムスカ	内服	・副作用：高Na血症，脱水
血中ヒト心房性Na利尿ペプチド（ANP）	カルペリチド	ハンプ	注射	・副作用：血圧低下
炭酸脱水素酵素阻害薬	アセタゾラミド	ダイアモックス	内服・注射	・代謝性アルカローシスやCOPDに伴う高CO_2血症に使用 ・副作用：四肢・口唇のしびれ感，耳鳴，悪心，頭痛
浸透圧利尿薬	D-マンニトール	マンニットール	注射	・頭蓋内圧亢進の治療に使用 ・副作用：肺水腫，低Na血症，高Na血症，高K血症
	濃グリセリン	グリセオール		

ANP：atrial natriuretic peptides

表2 ● リハビリテーションへの影響

	危惧される問題	代表的な薬剤	頻度	影響
合併症のリスク	電解質異常	サイアザイド系薬，サイアザイド系類似利尿薬，ループ利尿薬，K保持性利尿薬，浸透圧利尿薬	★★☆	★★☆
	脱水症	すべての利尿薬	★★☆	★★☆
	高尿酸血症（痛風発作）	ループ利尿薬	★★☆	★★☆
リハの阻害因子	低K血症による筋力低下	サイアザイド系利尿薬，サイアザイド系類似利尿薬，ループ利尿薬	★☆☆	★★☆
	電解質異常による意識障害	サイアザイド系利尿薬，サイアザイド系類似利尿薬，K保持性利尿薬，ループ利尿薬，トルバプタン	★☆☆	★★☆
	血管拡張作用による血圧低下	カリペリチド	★★☆	★★☆
事故	ふらつき・転倒	すべての利尿薬	★★☆	★★☆

1 薬剤の基本知識（表1）

- 利尿薬は主に心不全のような体の中に水分が過剰な状態（溢水）や高血圧に対して使用される．
  - ▶ 肝硬変に伴う腹水にも使われる場合がある．
- 炭酸脱水素酵素阻害薬と浸透圧利尿薬は他の利尿薬と使用する場面が異なり，前者はⅡ型呼吸不全に伴う高CO_2血症や代謝性アルカローシスの補正，後者は脳梗塞・脳出血や脳腫瘍による頭蓋内圧亢進などに使用される．

2 リスク管理（表2）

合併症予防のために確認すべきこと

- 利尿薬を投与されている患者は，過度の利尿による**脱水**や**血圧低下**をきたすことがある．
  - ▶ 事前に看護記録で普段と**バイタルサインが変化していないか**，また介入時に起き上がり時の**血圧低下がないか**などに注意が必要である．
  - ▶ 定期的に体重を測定しているようであれば，体重が徐々に減少してきていないかを確認するのも重要である．
- 上記以外の副作用（特に**電解質異常**）については血液検査結果をチェックする．後述の表4のような症状がないかをチェックすることも必要である．

中止を考慮すべき状態

- 新規の**意識障害**が生じた場合．
    - 利尿薬内服患者では**電解質異常**から意識障害が生じる場合がある．
- **血圧が過度の低下**をきたしている場合．
    - 過度な利尿は血圧の低下につながる可能性がある．
- 新規の**不整脈**を生じており，全身状態が安定していない場合．
    - 電解質異常に伴い不整脈が生じる場合がある．
- そのほか悪心・嘔吐や食思不振，頭痛，四肢筋力低下などの症状により，患者の全身状態が悪い場合．
    - 電解質異常では意識障害や不整脈以外にも上記の症状が生じる場合があり，リハビリテーションの阻害因子になりうる．

3 代表的な副作用（表2）

◆ 電解質異常

- 利尿薬の種類によって作用する部位が異なるために，薬剤によって生じる電解質異常は異なる（表3）．
- また電解質異常によって生じる症状について表4で述べる．

◆ 脱水症

- 過度な利尿は脱水につながることがある．
    - 特に経口摂取量が減っているときや夏場などは脱水症のリスクが高くなる．

◆ 血圧低下

- 利尿作用に伴う血管内脱水から血圧低下をきたす場合がある．

表3 ● 利尿薬の種類と生じうる電解質異常

利尿薬の種類	電解質異常（太文字は頻度が高いもの）
サイアザイド系利尿薬	**低Na血症**，**低K血症**，高Ca血症，低Mg血症
ループ利尿薬	**低K血症**，低Ca血症，低Na血症
K保持性利尿薬	**高K血症**，低Na血症
バソプレシン受容体拮抗薬	**高Na血症**

表4 ● 電解質異常によって生じる症状

電解質異常の種類	生じる症状
低Na血症	悪心, 頭痛, ふらつき, せん妄, 意識障害, 痙攣など
高Na血症	ふらつき, 意識障害, 痙攣など
低K血症	四肢筋力低下（四肢麻痺）, 心電図変化・不整脈（QT延長, 心室細動等）, 多尿など
高K血症	四肢筋力低下（四肢麻痺）, 心電図変化, 不整脈・心停止など
低Ca血症	筋痙攣・テタニー, 心電図変化（QT延長等）, 認知機能低下など
高Ca血症	意識障害, 悪心, 食思不振, 腹痛, 便秘, イレウス, 口渇感, 多尿など
低Mg血症	振戦, 意識障害, 心電図変化・不整脈, 副甲状腺機能低下症, 低Ca血症, 低K血症など
高Mg血症	悪心, 頭痛, 四肢筋力低下（四肢麻痺）, 不整脈, 心停止など

◆ 高尿酸血症（痛風発作）

- サイアザイド系利尿薬やループ利尿薬は, 高尿酸血症から痛風発作を生じる場合がある.

> **memo** ◆ 利尿薬の生理学的機序
>
> 利尿薬は腎臓（正確にはネフロン）に作用することで, 血液内の水分を尿として体の外に排泄することを目的に使用される. 薬剤によって腎臓のどこに作用するかが異なるため, その部位によって生じる副作用も異なる. **表5**に各利尿薬がどの部位に作用するかを記す.
>
> **表5 ● 利尿薬の作用部位**
>
> | 利尿薬の種類 | 作用部位 |
> |---|---|
> | サイアザイド系利尿薬・サイアザイド系類似利尿薬 | 遠位尿細管 |
> | ループ利尿薬 | Henle係蹄（ヘンレループ）上行脚 |
> | K保持性利尿薬 | 遠位尿細管〜集合管にかけて |
> | バソプレシン受容体拮抗薬 | 集合管 |
> | 血中ヒト心房性Na利尿ペプチド | 輸入細動脈, Henle係蹄上行脚, 集合管 |
> | 炭酸脱水素酵素阻害薬 | 近位尿細管 |
> | 浸透圧利尿薬 | Henle係蹄下行脚 |

F. 循環器疾患の治療薬
⑦ 昇圧薬

重要度 ★★★

平田一耕

 表1 ● 代表的な薬剤

A） カテコラミン製剤

一般名	商品名	投与法	特徴	副作用
アドレナリン	ボスミン	注射	● 気管支痙攣，急性低血圧またはショックに使用される ● ノルアドレナリンに比べて頻脈になりやすい	不整脈，動悸，血圧上昇（ドブタミンでは血圧低下する場合もある），精神症状，振戦，頭痛，めまい，ふらつき，消化器症状，高血糖
	エピペン注射液	注射 （自己注射）	● 蜂毒，食物および薬物等によるアナフィラキシーなどに使用される	
ノルアドレナリン	ノルアドリナリン	注射	● 急性低血圧，ショックに使用される ● α作用が強いため収縮期，拡張期ともに上昇する	
ドパミン	イノバン カコージン カタボン	注射	● 急性循環不全における心収縮力増強に使用される ● 投与量（γ）により効果が変化する	
ドブタミン	ドブポン ドブトレックス	注射	● 急性循環不全における心収縮力増強に使用される	
フェニレフリン	ネオシネジン	注射	● 急性低血圧，ショックに使用される	

B） 低血圧治療薬

一般名	商品名	投与法	特徴	副作用
エチレフリン	エホチール	内服・注射	● 急性低血圧，ショック，本態性低血圧，症候性低血圧，起立性低血圧に使用される	動悸，消化器症状，頭痛，振戦，不眠
アメジニウム	リズミック	内服	● 本態性低血圧，透析施行時の血圧低下に使用される ● 効果発現まで：120〜180分	動悸，頭痛，消化器症状，ほてり，仰臥位高血圧
ミドドリン	メトリジン	内服	● 本態性低血圧，起立性低血圧に使用される ● 血液脳関門を通過しないため不安，震え，頻脈などの中枢性の副作用は生じない ● 効果発現まで：〜60分	頭痛，消化器症状，排尿障害，尿閉，仰臥位高血圧，掻痒感

一般名	商品名	投与法	特徴		副作用
ドロキシドパ	ドプス	内服	● パーキンソン病等の神経疾患におけるすくみ足，立ちくらみの改善，起立性低血圧を伴う血液透析患者におけるめまい，ふらつき，立ちくらみ，倦怠感，脱力感の改善に使用される ● 効果発現まで：60分		頭痛，消化器症状，めまい，幻覚，仰臥位高血圧

表2 ● リハビリテーションへの影響

	危惧される問題	代表的な薬剤	頻度	影響
合併症のリスク	血圧上昇（仰臥位高血圧）	カテコラミン製剤，低血圧治療薬	★★★	★★☆
	不整脈	カテコラミン製剤	★★☆	★★☆
リハの阻害因子	頭痛，めまい，ふらつき	カテコラミン製剤，低血圧治療薬	★★☆	★☆☆
	動悸	カテコラミン製剤	★★☆	★★☆
	精神症状	カテコラミン製剤，低血圧治療薬	★☆☆	★★☆
事故	血管外漏出による壊死	カテコラミン製剤	★☆☆	★★★

1 薬剤の基本知識（表1）

- 昇圧薬はショックなどによる急性の低血圧に使用されるカテコラミン製剤と，起立性低血圧や本態性低血圧などに使用される低血圧治療薬がある．
- カテコラミン製剤の半減期は数分間と短く，持続静脈投与が行われることが多い．
- カテコラミン製剤は輸液ポンプを使用して投与されることが多い．
  ▶ 投与量の設定にはガンマ（γ）という単位が使用される．
    $\gamma = \mu g/kg/分$
- ドパミンは投与量により，薬効も変化する特徴がある．
  ▶ 低用量（〜3γ）：腎・冠動脈血流増加，利尿作用
  ▶ 中用量（3〜5γ）：β_1受容体刺激作用による心筋収縮力増大・心拍出量増加
  ▶ 高用量（5γ〜）：α_1受容体刺激作用による末梢動脈収縮，血圧上昇

> **memo** ◆カテコラミン製剤の作用
> - カテコラミン製剤は末梢血管を収縮させるα作用や，心臓に働いて心拍出量を増加させるβ_1作用などがあり，その作用の違いや副作用によって使い分けられる．

表3 ● カテコラミン製剤の種類と作用の違い

薬剤名	α作用 末梢動脈 収縮	β_1作用 心臓収縮 力増強	β_2作用 末梢動脈 拡張	腎臓動脈 拡張	心拍数へ の影響
アドレナリン	中等度	強い	強い	なし	強い
ノルアドレナリン	強い	弱い	なし	なし	中等度
ドパミン	弱い	中等度	なし	中等度	中等度
ドブタミン	なし	強い	弱い	なし	弱い

2 リスク管理 (表2)

合併症予防のために確認すべきこと

- **点滴注射の昇圧薬**を使用されている場合は，**循環動態が不良**であることを示唆する．
  - 全身状態は不安定と判断する必要がある．
  - 安静度や運動負荷など，医師の指示を念入りに確認することが必要である．
- 昇圧薬を使用していても体位の変換や座位，立位になることで急激に血圧が低下する場合がある．
  - **練習開始前と体位変換時にバイタルサインを測定**することが必要である．
- 内服の**低血圧治療薬**が使用されている場合は，**血圧低下を生じやすい**状態であると判断される．
  - 透析後や食事摂取後は血圧低下になることが多いため，練習のタイミングに注意する．
  - 食事の15～90分後に起こる血圧低下は，食事を食べ過ぎないことや炭水化物の少ない食事の摂取，食事と一緒に水を飲むことで改善する場合がある．
- **薬剤の効果時間を考慮する**必要がある．内服薬剤は効果が得られる時間が約2～12時間とばらつきがある．

中止を考慮すべき状態

- 十分な血圧が維持できない場合や血圧の変動が大きい場合．
  - 「リハビリテーション医療における安全管理・推進のためのガイドライン」[1]での運動負荷を伴う練習中止を考慮する目安：**収縮期血圧70～90 mmHg未満**
- 昇圧薬の使用量が大幅に増量されている場合．
  - これらの場合は，全身状態が不安定であると判断する必要がある．

3 代表的な副作用（表2）

◆ 不整脈・動悸
- 昇圧薬の使用によって頻脈となる場合や動悸を訴えることがある．
- 主にβ_1受容体の刺激によって洞性頻拍，心房細動，房室結節頻拍，心室頻拍を引き起こす．

◆ 精神症状
- カテコラミンにより交感神経が刺激され，怒りっぽい，興奮，せん妄，不安，不眠などの精神症状がみられる場合がある．
- 投与量が減ると改善する場合が多いが，昇圧薬が中止できない場合には睡眠導入薬や抗不安薬を使用する場合もある．

◆ 頭痛・めまい・ふらつき
- カテコラミンが中枢へ移行することにより生じる．投与量が多い場合に生じやすい傾向がある．

◆ 仰臥位高血圧
- 低血圧治療薬を使用することにより，臥位での血圧が上昇することがある．
- 練習前後の臥位の状態と，座位・立位での**血圧を測定**し，その**変動を把握**しておくことが必要である．
- 夜間の仰臥位高血圧を避けるために就寝前には内服しないようにする．

◆ 振戦
- 機序は不明であるが筋肉に対する作用により振戦を生じるとされている．症状が強い場合にはリハビリテーションの阻害因子になる場合がある．投与量が減ると改善することが多い．

◆ 消化器症状
- 血圧の変動や交感神経の刺激によって悪心・嘔吐，食思不振，胃痛などの症状を訴えることが多い．
- 看護記録から**食事摂取状況や食後の血圧の変動を確認**する必要がある．

◆ 高血糖
- カテコラミンによるインスリン分泌阻害によって起きる．アドレナリンやノルアドレナリンで起こりやすい．

◆ 血管外漏出による壊死

- 留置針の部分抜去などによりカテコラミン製剤が漏れることで，周囲の軟部組織が壊死する場合がある．
- 細い血管では血管外漏出しやすく，また輸液ポンプを使用して投与するため血管外漏出が起こりやすい．
- 処方箋や看護記録などから投与経路を確認する必要がある．
- 練習中の体動によって**血管外漏出しないように注意**が必要となる．

> **memo** ◆ 降圧薬や局所麻酔薬による低血圧
> - 低血圧はリハビリテーションの阻害因子となるものであり，中止基準にも含まれるため，リハビリテーションの進行に与える影響は大きい．低血圧をみた場合には，その原因を考察することが必要である．
> - 手術後であれば硬膜外麻酔による血圧低下や，漫然と使用されている降圧薬などによって低血圧となっている場合も多い．そのような場合には昇圧薬を使用する前に薬剤の見直しが必要である．

文 献
1) 「リハビリテーション医療における安全管理・推進のためのガイドライン第2版」（公益社団法人日本リハビリテーション医学会 リハビリテーション医療における安全管理・推進のためのガイドライン策定委員会/編），診断と治療社，2018

薬剤の投与量

阿部誠也，鈴木正論

- 薬剤の投与量は，mgやmLなどの単位で示されることが多い．
- 一部の薬剤では，γ（ガンマ）やUnit（単位）を用いられることがある．

γ（ガンマ）
- γ（ガンマ）は薬剤の投与量を表現するものとして使用される．カテコラミン製剤などの循環作動薬を使用する際では体重あたりの投与量・速度が重要となるため，γを用いて投与量が設定される．
- γは「μg/kg/分」を表す単位のことである．
- 体重1kgあたり，時間1分あたりのμg数を表す．
- 投与量が多いほど薬剤の効果が強まるものばかりでなく，投与量が変化すると薬効も変化するものがある．例としては，カテコラミン製剤であるドパミンがあげられる．

Unit（単位）
- インスリンやヘパリンを使用する際，使用量はmLではなく，Unit（単位）で示される．1 mLと1 Unit（単位）では量が異なるため，注意が必要である．

第2章 各疾患の治療薬

重要度 ★☆☆

F. 循環器疾患の治療薬

⑧ 血管拡張薬（PG製剤）

松田 徹

表1 ● 代表的な薬剤

	一般名	商品名	投与法	特徴・副作用
プロスタグランジン（PG）E$_1$製剤	アルプロスタジルアルファデクス	プロスタンディン	注射	● 慢性動脈閉塞症に使用
	アルプロスタジル	パルクス リプル	注射	● 慢性動脈閉塞症，糖尿病による皮膚潰瘍に使用
	リマプロストアルファデクス	オパルモン プロレナール	内服	● 腰部脊柱管狭窄症，閉塞性血栓性血管炎に使用
プロスタサイクリン（PGI$_2$）系薬	ベラプロスト	プロサイリン ドルナー	内服	● 慢性動脈閉塞症や原発性肺高血圧症に使用

PG：prostaglandin（プロスタグランジン）

表2 ● リハビリテーションへの影響

	危惧される問題	代表的な薬剤	頻度	影響
合併症のリスク	出血傾向	PGE$_1$製剤，PGI$_2$系薬	★☆☆	★★☆
リハの阻害因子	消化器症状（食思不振など）	PGE$_1$製剤	★☆☆	★☆☆

1 薬剤の基本知識（表1）

- 血液中の血小板の凝集，血管収縮などにより末梢の循環障害が起こりやすくなる．この状態が続くと冷感，疼痛，潰瘍などの症状が現れる．
- プロスタグランジン（PG）製剤は血小板の凝集を抑え，血管を拡張させ血流を増加させる作用をもつ．
- PG製剤には，プロスタグランジンE$_1$（PGE$_1$）と，プロスタグランジンI$_2$（PGI$_2$：プロスタサイクリン）系薬がある．
  - ▶ PGE$_1$は腰部脊柱管狭窄症，糖尿病による皮膚潰瘍，慢性動脈閉塞症〔閉塞性動脈硬化症（ASO）や閉塞性血栓性血管炎（TAO），バージャー病〕に使用される．

> ▶ PGI$_2$は，慢性動脈閉塞症（ASO，TAO）だけでなく，原発性肺高血圧症に投与される．
- これらの末梢血管拡張薬は血管平滑筋に直接作用するため，心機能，血圧，呼吸への影響が少ない．そのほかの副作用も軽度のものである．

2 リスク管理（表2）

合併症予防のために確認すべきこと

- 血管拡張薬による血行改善により出血傾向となる．そのため転倒や打撲により**皮下出血**のリスクが高くなる．
- 通常以上に転倒に注意する．

中止を考慮すべき状態

- 重大な副作用は稀である．

3 代表的な副作用（表2）

◆ 出血傾向

- 抗血栓薬との併用で出血傾向がみられる．
- 皮下出血や歯肉出血，鼻出血などの症状がみられた場合は放置せず，医師に報告する．

◆ 消化器症状

- 下痢，悪心，食思不振などが現れる場合がある．
- 食事摂取量が低下する可能性がある．

G. 呼吸器疾患の治療薬

① 気管支拡張薬

重要度 ★★☆

鵜澤吉宏

表1 ● 代表的な治療薬

A) 抗コリン薬

分類	一般名	商品名	投与法	特徴・副作用
長時間作動性 (LAMA)	チオトロピウム	スピリーバ	吸入	● 副作用：口渇・口腔内乾燥，悪心・嘔吐，排尿障害など
	グリコピロニウム	シーブリ		
	アクリジニウム	エクリラ		
	ウメクリジニウム	エンクラッセ		
短時間作動性 (SAMA)	イプラトロピウム	アトロベント	吸入	

B) β_2刺激薬

分類	一般名	商品名	投与法	特徴・副作用
長時間作動性 (LABA)	サルメテロール	セレベント	吸入	● 副作用：動悸・頻脈，頭痛，不安，不眠，悪心・嘔吐，振戦など
	インダカテロール	オンブレス		
	ホルモテロール	オーキシス		
	クレンブテロール	スピロペント	内服	
短時間作動性 (SABA)	サルブタモール	サルタノール ベネトリン	吸入・内服 ※サルタノールは吸入のみ	
	プロカテロール	メプチン		
	フェノテロール	ベロテック		

C) その他

分類	一般名	商品名	投与法	特徴・副作用
キサンチン誘導体 (テオフィリン製剤)	アミノフィリン	ネオフィリン	内服・注射	● 副作用：動悸，頻脈，悪心・嘔吐，痙攣 ● 血中濃度に依存して副作用が出現
	テオフィリン	テオドール	内服	
吸入ステロイド	ブデソニド	パルミコート	吸入	● 喘息に対して使用 ● 経口投与よりも副作用は少ないが，口腔カンジダ症などの局所症状を生じることがある
	フルチカゾン	フルタイド		
	ベクロメタゾン	キュバール		

LAMA：long-acting muscarinic antagonist, SAMA：short-acting muscarinic antagonist,
LABA：long-acting β_2 agonist, SABA：short-acting β_2 agonist

表2 ● リハビリテーションへの影響

	危惧される問題	発生時期/代表的な薬剤	頻度	影響
合併症のリスク	頻脈	β_2刺激薬，キサンチン誘導体	★★☆	★★☆
	口腔カンジダ症・嗄声	吸入ステロイド	★★☆	★★☆
リハの阻害因子	動悸・頻脈	β_2刺激薬，キサンチン誘導体	★☆☆	★☆☆
	口渇・口腔内乾燥	抗コリン薬	★☆☆	★☆☆
	テオフィリン中毒	キサンチン誘導体	★☆☆	★☆☆

1 薬剤の基本知識（表1）

- 気管支拡張薬は気管支喘息や慢性閉塞性肺疾患（COPD）に対して吸入療法として用いられ，これには抗コリン薬，β_2刺激薬があり気管支を拡張する目的で使用される．
  - **抗コリン薬**は副交感神経から放出されるアセチルコリンのムスカリン受容体へ作用し気管支の収縮を抑制する．
  - **β_2刺激薬**は気管支平滑筋のβ_2受容体へ作用し気道平滑筋を弛緩させる．
- また気管支拡張薬は慢性期治療に用いられる長時間作動性と，発作時または呼吸困難時に使用される短時間作動性とに大別される．
- その他の喘息・COPDに対する薬剤としてステロイド，キサンチン誘導体（テオフィリン製剤）などがある．
  - キサンチン誘導体は，血中濃度が高くなると**中毒症状**を引き起こす．
- COPDの慢性期治療薬は長時間作動性抗コリン薬（LAMA），長時間作動性β_2刺激薬（LABA）が中心である．
- 喘息の病態は気道炎症であり，吸入ステロイドが治療の中心である．気管支拡張薬の単独使用は喘息の病態を悪化させることが知られており，吸入ステロイドを併用する．
- 近年では吸入薬の合剤も普及している．
  - 長時間作動性抗コリン薬と長時間作動性β_2刺激薬の合剤はCOPDに使用される．
  - 長時間作動性β_2刺激薬と吸入ステロイドの合剤はCOPDと喘息の双方に使用される．
- COPD患者についてはリハビリテーションと気管支拡張薬の併用による効果が指摘されており，リハビリテーションを行う患者には気管支拡張薬が併用されることになる．

2 リスク管理（表2）

合併症予防のために確認すべきこと

- 気管支拡張薬の使用により**動悸**や**頻脈**を生じることがあるので，**バイタルサインの変動**に注意する．

中止を考慮する状態

- キサンチン誘導体使用中の患者で，**悪心・嘔吐**，**動悸・頻脈**を生じている場合，**テオフィリン中毒**を疑う必要がある．

3 代表的な副作用（表2）

◆ 交感神経刺激症状（動悸・頻脈）

- β_2刺激薬やキサンチン誘導体は交感神経を介して作用するため**動悸・頻脈**，**振戦**，**頭痛**などの副作用を生じることがある．
- 心疾患を既往にもつ患者では，β_2刺激薬を使用することで頻脈となり，**心機能に影響**する場合があるので，注意が必要である．

◆ 口渇・口腔内乾燥

- 抗コリン薬は副交感神経を抑制する作用がある．副交感神経は唾液の分泌量を増やす作用があるが，抗コリン薬はその抑制をするため，口渇・口腔内乾燥がみられることがある．
- **不快感**や**食思不振**がリハビリテーションの阻害因子となる場合がある．

◆ 吸入ステロイドによる全身症状と局所症状

- 吸入ステロイドは吸入薬なので，経口ステロイドのような全身への影響はかなり少ないとされるが，骨粗鬆症，糖尿病の合併症が起こることもある．
- 局所症状としては，**口腔カンジタ症・嗄声**が生じることがある
    - ▶ 吸入ステロイドの薬剤が口腔内に残存すると，口腔粘膜の免疫を抑制するため口腔カンジタ症となることがある．吸入後にはうがいをして口腔内への残存をなくすようにする．
    - ▶ 吸入ステロイドによる嗄声は喉頭にステロイドが付着することで喉頭筋の障害が生じ筋力が低下して発声時の声帯閉鎖がうまく動かせなくなることで生じる[1]．

◆ テオフィリン中毒
- 悪心・嘔吐，動悸・頻脈，腹痛，下痢などの症状が出現する．
- 重篤な場合，痙攣を生じることもある．

文 献

1）岡田 章, 他：吸入ステロイド薬の副作用である嗄声発現の要因解析. 医療薬学, 40（12）：716-725, 2014

第2章 各疾患の治療薬

H. 消化器疾患の治療薬

① 消化性潰瘍治療薬

重要度 ★★★

松浦未來

 表1 ● 代表的な治療薬

A) 攻撃因子抑制薬

分類		一般名	商品名	投与法	特徴・副作用
胃酸分泌抑制薬	ヒスタミンH_2受容体拮抗薬	シメチジン	タガメット	内服・注射	● せん妄・認知機能低下を生じる場合がある
		ニザチジン	アシノン	内服	
		ファモチジン	ガスター	内服・注射	
		ラニチジン	ザンタック	内服・注射	
		ラフチジン	プロテカジン	内服	
	プロトンポンプ阻害薬(PPI)	エソメプラゾール	ネキシウム	内服	● ヒスタミンH_2受容体拮抗薬よりも効果が強力
		ラベプラゾール	パリエット	内服	
		ランソプラゾール	タケプロン	内服	
		オメプラゾール	オメプラール	内服・注射	
		ボノプラザン	タケキャブ	内服	
	選択的ムスカリン受容体拮抗薬	ピレンゼピン	ガストロゼピン	内服	● 鎮痙薬としての効果もある
	抗コリン薬	ピペリドレート	ダクチル	内服	● 副作用：口渇，便秘，排尿困難
		ブチルスコポラミン	ブスコパン	内服・注射	● 抗コリン薬では認知機能低下をきたす場合がある
		ブトロピウム	コリオパン	内服	
		チメピジウム	セスデン	内服・注射	
		プロパンテリン	プロ・バンサイン	内服	
		N-メチルスコポラミン	ダイピン	内服	
抗ドパミン薬		スルピリド	ドグマチール	内服・注射	● 副作用：錐体外路症状
制酸薬		炭酸水素ナトリウム	重曹	内服	● ナトリウム摂取制限患者には禁忌である
		酸化マグネシウム	マグミット	内服	● 高齢者や腎機能低下患者では高Mg血症のリスクがある
		合成ケイ酸アルミニウム	合成ケイ酸アルミニウム	内服	● 透析患者に禁忌である
		乾燥水酸化アルミニウムゲル	アルミゲル		

B) 防御因子増強薬

分類	一般名	商品名	投与法	特徴・副作用
粘膜抵抗強化薬	アルギン酸ナトリウム	アルロイドG	内服	● 副作用：下痢，便秘
	スクラルファート	アルサルミン	内服	● 透析患者に禁忌である
	ポラプレジンク	プロマック	内服	● 副作用：肝障害
粘液産生・分泌促進薬	テプレノン	セルベックス	内服	● 副作用：肝障害
	レバミピド	ムコスタ		
プロスタグランジン製剤	ミソプロストール	サイトテック	内服	● 副作用：肝障害

PPI：proton pump inhibitor

表2 ● リハビリテーションへの影響

	危惧される問題	代表的な薬剤	頻度	影響
合併症のリスク	骨萎縮による骨折	PPI	★☆☆	★★★
	C. difficile 感染症		★☆☆	★★☆
リハの阻害因子	認知機能低下	抗コリン薬，ヒスタミンH_2受容体拮抗薬	★☆☆	★★☆
	せん妄	ヒスタミンH_2受容体拮抗薬	★☆☆	★★☆

C. difficile：*Clostridioides*（*Clostoridium*）*difficile*

1 薬剤の基本知識（表1）

- **消化性潰瘍**とは**胃潰瘍**と**十二指腸潰瘍**の総称である．
- 消化性潰瘍の要因は，主に*Helicobacter pylori*（*H. pylori*）感染と非ステロイド性抗炎症薬（NSAIDs）投与があげられる．
- 消化性潰瘍治療薬は攻撃因子抑制薬と防御因子増強薬に分類される．
- PPI（プロトンポンプ阻害薬）は胃酸分泌抑制作用が強く，胃における殺菌能力の低下，栄養の吸収障害といった副作用がある．

2 リスク管理（表2）

合併症予防のために確認すべきこと

- ヒスタミンH_2受容体拮抗薬による**せん妄**や，抗コリン薬による**認知機能低下**がリハビリテーションの阻害因子となる場合がある．
  ▶ リハビリテーションの阻害因子となるほか，転倒などの事故のリスクもある．

▶ ヒスタミン H_2 受容体拮抗薬や抗コリン薬を処方されている患者では認知機能の評価を行うことが望ましい．

中止を考慮すべき状態

- 重大な副作用は稀である．

3 代表的な副作用（表2）

◆ C. difficile 感染症

- PPIにより胃における殺菌能力が低下し，腸管感染症のリスクが高まる．
- C. difficile 感染症〔Clostridioides (clostoridium) difficile infection：CDI〕は院内で発生する感染症として重要なものである．
- PPI投与中の患者で下痢を生じている場合には，注意が必要である．

◆ せん妄・認知機能低下

- ヒスタミン H_2 受容体拮抗薬を服用している場合，認知機能低下，せん妄のリスクがある．
- 抗コリン薬は大脳皮質のアセチルコリン系に影響するため，認知機能の低下をきたす場合がある．
- これらの薬剤が使用されている患者では，**認知機能の変化**に注意が必要である．特に**高齢者**で影響を生じやすい．

◆ 骨萎縮・骨折

- PPIによる栄養の吸収障害で骨萎縮を生じる場合がある．
  ▶ カルシウムの吸収障害によって骨萎縮を生じる場合があり，大腿骨頸部骨折などの**骨折のリスク**が上昇する．
- 単純X線画像などで，骨萎縮の有無や程度を把握する．
- 通常以上に**転倒に注意**する必要がある．

◆ 口渇，便秘，排尿困難

- 選択的ムスカリン受容体拮抗薬，抗コリン薬は抗コリン作用のため，口渇，便秘，排尿困難をきたす可能性がある．これらはリハビリテーションの阻害因子となる場合もある．

◆ 錐体外路症状

- スルピリドによって錐体外路症状が現れる可能性がある．
- 錐体外路症状とは，**振戦**（手指の震え），**筋強直**（筋肉のこわばり），**アカシジア**（手足に違和感が生じ，ソワソワする，じっとしていられない状態）といった症状である．

第2章 各疾患の治療薬

H. 消化器疾患の治療薬

② 下剤

重要度 ★☆☆

松浦未來

 表1 ● 代表的な薬剤

A) 非刺激性下剤

分類	一般名	商品名	投与法	特徴・副作用
浸透圧性下剤	酸化マグネシウム	マグミット	内服	● 安価 ● 効果が得られるまで数日かかる ● 副作用：高Mg血症
	水酸化マグネシウム	ミルマグ		
	硫酸マグネシウム水和物	硫酸マグネシウム		
	ラクツロース	モニラック リフォロース	内服	● 副作用：腹部膨満感，鼓腸 ● 効果が得られるまで数日かかる
	ラクチトール	ポルトラック		
	ジオクチルソジウムスルホサクシネート・カサンスラノール（DSS合剤）	ビーマスベンコール	内服	● 耐性により効果が減弱することがある
膨脹性下剤	カルメロース	バルコーゼ	内服	● 副作用：悪心・嘔吐，腹部膨満感
	ポリカルボフィル	コロネル※ ポリフル※	内服	● 副作用：発疹，悪心・嘔吐，口渇，浮腫，腹部膨満感

※過敏性腸症候群における便通異常（下痢，便秘）および消化器症状に対して適応をもつ

B) 刺激性下剤

分類	一般名	商品名	投与法	特徴・副作用
アントラキノン系	センノシド	プルゼニド	内服	● 耐性により効果が減弱することがある ● 副作用：下痢，腹痛
	センナ	アローゼン ピムロ		
ジフェニール系	ピコスルファート	ラキソベロン ピコダルム チャルドール	内服	
	ビサコジル	テレミンソフト	坐剤	

C) その他

分類	一般名	商品名	投与法	特徴・副作用
上皮機能変容薬	ルビプロストン	アミティーザ	内服	● 若い女性で副作用として悪心が起こりやすい
	リナクロチド	リンゼス	内服	● 食前に服用する．食後に服用することで下痢や軟便の発現頻度が高くなる
胆汁酸トランスポーター阻害薬	エロビキシバット	グーフィス	内服	● 食前に服用する
オピオイド拮抗薬	ナルデメジン	スインプロイク	内服	● オピオイドの鎮痛効果には影響を与えない
外用治療薬	炭酸水素ナトリウム・無水リン酸二水素ナトリウム	新レシカルボン	坐剤	● 長期使用は依存につながるので注意
	グリセリン	グリセリン浣腸	浣腸	

表2 ● リハビリテーションへの影響

	危惧される問題	代表的な薬剤	頻度	影響
合併症のリスク	高Mg血症	マグネシウム製剤	★☆☆	★★☆
リハの阻害因子	下痢	下剤全般	★★☆	★★☆

1 薬剤の基本知識 (表1)

- 便秘とは「本来体外に排出すべき糞便を十分量かつ快適に排出できない状態」[1]と定義される．
- 排便コントロールの評価は，排便回数および国際基準であるブリストル便形状スケールを用いることが望ましいとされている．
- 下剤は便秘症の治療および予防，検査・手術の前処置における腸管内容物の排除を目的として用いられる．
- 下剤の使用に関しては，非刺激性下剤である浸透圧性下剤を使用することが推奨されている．刺激性下剤は頓用または短期間の投与が推奨されている．

2 リスク管理 (表2)

合併症予防のために確認すべきこと

- 下剤による副作用で下痢を起こし，水様便が出ている場合は**電解質異常**を起こしている可能性もある．血液検査結果を確認することが望ましい．また，患者には**水分**

摂取の指導を行う．
- 看護記録を参照し，**排便の回数と便の硬さ・性状を把握**する．
- 刺激性下剤を日中に服用している場合は，患者が練習中に便意を感じる，腹痛を訴える可能性があるため，**適宜トイレ誘導**を行う．

中止を考慮すべき状態

- マグネシウム製剤使用中の患者の血液検査で著しい高Mg血症がみられる場合．

3 代表的な副作用（表2）

◆ 高Mg血症

- 酸化マグネシウムによる高Mg血症の報告が散見されている．きわめて稀ではあるが，死に至った症例もある．
- 高齢者では最小限の使用にとどめること，定期的な血清マグネシウム濃度の測定をすること，初期症状（嘔吐，徐脈，筋力低下，傾眠など）に注意することが必要である．

> **memo** ◆ 漢方薬
>
> 漢方薬である大黄甘草湯，桂枝加芍薬大黄湯，麻子仁丸，潤腸湯，桂枝加芍薬湯，大建中湯なども下剤として使用される．漢方薬は複数の生薬から成るが，大黄を含む場合は主成分のセンノシドが大腸刺激作用を示す．ただし大建中湯は大黄を含まないが，消化管の血流を増加させる，消化管運動を亢進させるといった作用が期待されて下剤としても使用される．
>
> ◆ 糖類性下剤
>
> これまで日本で発売されている糖類性下剤には成人の便秘症に適応がなかったが，臨床現場では使用されることが多々あった．ラグノス®NF経口ゼリーは現時点で唯一成人の便秘症に対して適応をもつ医薬品である．糖類性下剤は「慢性便秘症診療ガイドライン2017」[1]でもエビデンスレベルAで使用が推奨されているため，今後は糖類性下剤の使用頻度がこれまで以上に増える可能性もある．

文献

1）「慢性便秘症診療ガイドライン2017」（日本消化器病学会関連研究会 慢性便秘の診断・治療研究会/編），南江堂，2017

H. 消化器疾患の治療薬

③ 制吐薬

重要度 ★★☆

近藤絵美

 表1 ● 代表的な薬剤

A) 中枢性・末梢性制吐薬

分類	一般名	商品名	投与法	主な副作用	特徴
セロトニン5-HT$_3$受容体拮抗薬	グラニセトロン	カイトリル	内服・注射	便秘，頭痛	● 抗がん剤を投与する際の嘔吐予防や，腹部の放射線療法施行時に使用される
	パロノセトロン	アロキシ	注射		
ドパミンD$_2$受容体拮抗薬	メトクロプラミド	プリンペラン	内服・注射	悪性症候群，意識障害，痙攣，錐体外路症状	● 血液脳関門を通過するため錐体外路系症状が出現しやすい
	ドンペリドン	ナウゼリン	内服・坐剤	錐体外路症状，意識障害，痙攣	● 末梢の消化管で作用する ● 血液脳関門を通過しにくいので錐体外路症状は比較的少ない
	ハロペリドール	セレネース	内服・注射	悪性症候群，不整脈，麻痺性イレウス，錐体外路症状，不眠	● 中枢の化学受容体引き金帯に作用する ● 鎮静作用が強く，錐体外路症状も出現しやすい

B) 中枢性制吐薬

分類	一般名	商品名	投与法	主な副作用	特徴
ヒスタミンH$_1$受容体拮抗薬	ジフェンヒドラミン合剤	トラベルミン	内服・注射	眠気，口渇，抗コリン作用による緑内障悪化，排尿障害，頭痛	● 嘔吐中枢と前庭器に作用するため，動作や体位で悪化する場合に有効である
選択的ニューロキニン（NK$_1$）受容体拮抗薬	アプレピタント	イメンド	内服	薬疹，便秘，吃逆	● 高度〜中等度の催吐性のある抗がん剤を投与する際の嘔吐予防に使用される
複数の受容体拮抗薬	オランザピン	ジプレキサ	内服・注射	高血糖，低血糖，悪性症候群，痙攣，麻痺性イレウス，錐体外路症状	● 他剤の効果が乏しい場合に使用する ● ドパミンD$_2$受容体を拮抗するため，錐体外路症状に注意する
	プロクロルペラジン	ノバミン	内服・注射	悪性症候群，麻痺性イレウス，錐体外路症状	● 他剤の効果が乏しい場合に使用する

表2 ● リハビリテーションへの影響

	危惧される問題	代表的な原因薬剤	頻度	影響
合併症のリスク	悪性症候群	メトクロプラミド，ハロペリドール，オランザピン，プロクロルペラジン	★☆☆	★★★
	痙攣	メトクロプラミド，ドンペリドン，オランザピン	★☆☆	★★☆
	不整脈	ハロペリドール	★☆☆	★★☆
	糖尿病性昏睡	オランザピン	★☆☆	★★☆
	薬疹	アプレピタント	★☆☆	★★☆
リハの阻害因子	錐体外路症状	メトクロプラミド，ドンペリドン，ハロペリドール，オランザピン，プロクロルペラジン	★★☆	★★☆
	眠気，倦怠感，めまい	ジフェンヒドラミン	★★☆	★★☆
	頭痛	グラニセトロン，パロノセトロン，ジフェンヒドラミン合剤	★☆☆	★★☆
事故	転倒	メトクロプラミド，ハロペリドール，ドンペリドン	★☆☆	★★☆
	窒息	メトクロプラミド，ハロペリドール，ドンペリドン	★☆☆	★★★

1 薬剤の基本知識（表1）

- 制吐薬を使用する原因疾患はさまざまであり，消化器疾患だけでなく中枢神経疾患や内分泌疾患，心疾患でも悪心が出現する．また，がん治療での化学療法や放射線療法の副作用として悪心・嘔吐を伴うことが多く，制吐薬が併用される．
- 制吐薬投与は対症療法であり，原因に応じた薬剤が選択される．原因によっては悪心・嘔吐が生じていても，制吐薬使用を控えた方がよい場合もある．
- **中枢性嘔吐**は延髄の外側網様体にある嘔吐中枢が刺激されることで起き，中枢神経疾患などで生じることが多い．
- **末梢性嘔吐**は化学療法や放射線療法により消化管が化学的刺激を受けることで生じ，悪心・嘔吐をまねく．
- 制吐薬の作用によって，中枢性嘔吐に対する制吐薬，末梢性嘔吐に対する制吐薬，中枢・末梢性双方に作用する制吐薬に分かれる．
- 症状出現の期間に合わせて，経口もしくは注射により投与される．
- 化学療法において，副作用として悪心・嘔吐が出現しやすい抗がん剤を投与する場合には，その催吐性リスクに応じた制吐薬が選択され，予防的に数日間投与される．表1の制吐薬のほか，ステロイドであるデキサメタゾンなどを使用する場合もある．

2 リスク管理（表2）

合併症予防のために確認すべきこと

◆ 錐体外路症状
- 制吐薬の投与から数日目までは**ジストニア発作**が起こりうることを理解しておく．
- 投与数週までは振戦，筋強剛，寡動，歩行障害（小刻み様，突進歩行，すくみ足）などの**パーキンソン病様症状**や**アカシジア**（静座不能）の有無を確認し，嚥下障害が出現していないか観察を行う．
- 投与数カ月を過ぎたら遅発性**ジスキネジア**に注意する．
- セラピストは練習場面で動作を評価することが多いため，早期発見を心掛ける．症状が出現したら医師や看護師に報告し，断薬や減薬，他剤への変更を検討する．

◆ 頭痛
- 「リハビリテーション医療における安全管理・推進のためのガイドライン」では，症状が慢性的で，"頭痛の原因が明確であり，全身状態が安定していると判断できる場合には，適切な疼痛管理のもと，訓練を実施することを提案する"とされている[1]．ただし，練習の際には，症状やバイタルサインの変化に注意し，練習内容も患者の状態に応じて調整する必要がある．

中止を考慮すべき状態

- **意識障害**，**発熱**，**筋強剛**がみられる場合．
  - ▶ ドパミンD_2受容体に拮抗する作用をもつ薬剤（メトクロプラミド，ハロペリドール，オランザピン，プロクロルペラジン）の投与後もしくは増量後には**悪性症候群**が起こる可能性がある．
- **痙攣発作**が出現した場合．
  - ▶ 直ちに練習を中止する．患者の安全を確保し，バイタルサイン測定を行う．
- **不整脈，心電図異常（QT延長）**を認めた場合．
  - ▶ ハロペリドールにより心電図異常を生じる場合があるため，医師へ報告し練習継続の可否について確認する．

3 代表的な副作用（表2）

- ハロペリドールやオランザピンは半減期が長いという特徴がある．定常状態到達期間が延長するため**投与から数週の間にも重篤な副作用が起こりうる**が，発見が遅れやすくなり注意が必要である．

◆ 悪性症候群

- メトクロプラミド，ハロペリドール，オランザピン，プロクロルペラジンで報告されている．
  - ▶ ドパミンD_2受容体に拮抗する作用をもつ薬が定期投与と頓服などで併用されている場合には，相互作用として頻度が高まることがある．
- **無動や強度の筋強剛，意識障害，38℃以上の発熱**を伴い，加えて頻脈や血圧変動を認める場合は悪性症候群が疑われるため，医師へ報告する．
  - ▶ 発生頻度は低いが，発見・治療開始が遅れると横紋筋融解症，腎不全をきたすため注意が必要である．

◆ 起立性低血圧

- 高齢者へのプロクロルペラジンの投与で頻度が増えることがある．起立性低血圧に伴うふらつきによる**転倒などに注意**する．
  - ▶ リハビリテーション場面では練習開始時や姿勢変換時（座位や立位時）の血圧測定を実施する．
  - ▶ 生活場面においても，排泄のために離床する場合などは，起き上がってから座位でいったん休んだのち歩き始めるよう対策を指導する．
- 「リハビリテーション医療における安全管理・推進のためのガイドライン」では，運動負荷を伴う訓練中止を考慮する目安は収縮期血圧70～90 mmHg未満とされている[1]．

◆ 高血糖

- オランザピンは糖尿病患者には禁忌である．高血糖の症状としては口渇・多飲，多尿であるが，重篤な場合は昏睡に至ることがある．
- また，悪心・嘔吐のために食事摂取量が不良な場合などは高カロリー輸液が併用されることも多いため，血糖値の測定や薬剤コントロールが必要である．低血糖症状を起こす可能性もあるため，高血糖・低血糖のいずれの症状にも注意する．

◆ 薬疹

- きわめて稀な副作用であるが，アプレピタントによるStevens-Johnson症候群（SJS）が報告されている．
  - ▶ 早期な対応が必要であり，投薬開始後にかゆみや皮疹の出現，粘膜炎や発熱などが現れている場合には医師に報告する（第2章J-①，p.175参照）．

文 献

1）「リハビリテーション医療における安全管理・推進のためのガイドライン 第2版」（公益社団法人日本リハビリテーション医学会 リハビリテーション医療における安全管理・推進のためのガイドライン策定委員会/編），p25, p44, 診断と治療社，2018

第2章 各疾患の治療薬

I. 腫瘍

① 抗がん剤

重要度 ★★★

宮越浩一

 表1 ● 代表的な薬剤

※抗がん剤の副作用は数多いため、ここではリハビリテーションに関連するもののみ抜粋した。このほかに肝障害・腎障害も高頻度にみられる副作用である。

A) 殺細胞性抗がん剤

分類		一般名	略語	商品名	投与法	代表的な副作用
アルキル化薬	ナイトロジェンマスタード類	シクロホスファミド	CPA	エンドキサン	内服・注射	● 骨髄抑制 ● 悪心・嘔吐 ● 口内炎 ● 下痢
		イホスファミド	IFM	イホマイド	注射	
		ベンダムスチン	JAN	トレアキシン		
		ブスルファン	BUS	ブスルフェクス		
		メルファラン	L-PAM	アルケラン	内服・注射	
	アルキル化薬	ダカルバジン	DTIC, DIC	ダカルバジン	注射	● 骨髄抑制 ● 悪心・嘔吐
		テモゾロミド	TMZ	テモダール	内服・注射	
白金製剤		シスプラチン	CDDP	ランダ	注射	● 過敏反応・infusion reaction ● 骨髄抑制 ● 末梢神経障害 ● 悪心・嘔吐(高頻度)
		カルボプラチン	CBDCA	パラプラチン		
		オキサリプラチン	OHP	エルプラット		
抗がん性抗生物質	アントラサイクリン系	ドキソルビシン	DXR, ADM	アドリアシン ドキシル	注射	● 心毒性(高頻度) ● 骨髄抑制 ● 悪心・嘔吐 ● 口内炎 ● 下痢 ● 血管外漏出による壊死
		アムルビシン	AMR	カルセド		
		イダルビシン	IDR	イダマイシン		
		エピルビシン	EPI	ファルモルビシン		
		ダウノルビシン	DNR	ダウノマイシン		
		ミトキサントロン	MIT, MXN	ノバントロン		
	ブレオマイシン系	ブレオマイシン	BLM	ブレオ	注射・外用	● 骨髄抑制 ● 間質性肺炎
	その他	マイトマイシンC	MMC	マイトマイシン	注射	● 骨髄抑制 ● 血管外漏出による壊死
		アクチノマイシンD	ACT-D	コスメゲン	注射	

分類		一般名	略語	商品名	投与法	代表的な副作用
代謝拮抗薬	葉酸拮抗薬	メトトレキサート	MTX	メソトレキセート	内服・注射	● 骨髄抑制 ● 間質性肺炎 ● 悪心・嘔吐 ● 口内炎 ● 下痢
		ペメトレキセド	PEM	アリムタ	注射	
	ピリミジン拮抗薬	フルオロウラシル	5-FU	5-FU	内服・注射・外用	● 骨髄抑制 ● 心毒性 ● 悪心・嘔吐 ● 口内炎 ● 下痢 ● 手足症候群（カペシタビン）
		テガフール・ギメラシル・オテラシルK	S-1, TS-1	ティーエスワン	内服	
		カペシタビン	CAP	ゼローダ	内服	
		シタラビン	Ara-C	キロサイド	注射	
		ゲムシタビン	GEM	ジェムザール	注射	
トポイソメラーゼ阻害薬		イリノテカン	CPT-11	カンプト	注射	● 骨髄抑制 ● 末梢神経障害 ● 悪心・嘔吐 ● 下痢
		ノギテカン	NGT	ハイカムチン	注射	
		エトポシド	VP-16	ベプシド ラステット	内服・注射	
微小管阻害薬（アルカロイド系）	ビンカアルカロイド系	ビンクリスチン	VCR, LCR	オンコビン	注射	● 骨髄抑制 ● 末梢神経障害 ● 血管外漏出による壊死 ● 悪心・嘔吐 ● 起立性低血圧（ビンクリスチン）
		ビノレルビン	VNB, VNR	ナベルビン		
		ビンブラスチン	VLB, VBL	エクザール		
		ビンデシン	VDS	フィルデシン		
	タキサン系	パクリタキセル	PTX, TXL	タキソール	注射	● 過敏反応・infusion reaction ● 骨髄抑制 ● 心毒性 ● 間質性肺炎 ● 末梢神経障害（高頻度） ● 血管外漏出による壊死 ● 悪心・嘔吐 ● 起立性低血圧（パクリタキセル）
		ドセタキセル	DOC, DTX, TXT	タキソテール		

B) ホルモン製剤

分類	一般名	略語	商品名	投与法	代表的な副作用
抗エストロゲン薬	タモキシフェン	TAM	ノルバデックス	内服	● 悪心・嘔吐
	フルベストラント		フェソロデックス	注射	

分類	一般名	略語	商品名	投与法	代表的な副作用
アロマターゼ阻害薬	アナストロゾール	ANA	アリミデックス	内服	● 間質性肺炎 ● 悪心・嘔吐
	エキセメスタン	EXE	アロマシン		
	レトロゾール	RET	フェマーラ		
抗アンドロゲン薬	ビカルタミド		カソデックス	内服	● 骨髄抑制 ● 間質性肺炎
LH-RHアゴニスト	リュープロレリン	LEV	リュープリン	注射	● 過敏反応・infusion reaction ● 間質性肺炎
	ゴセレリン	ZOL	ゾラデックス		

C）分子標的治療薬

分類	一般名	商品名	投与法	代表的な副作用
低分子化合物	イマチニブ	グリベック	内服	● 骨髄抑制 ● 間質性肺炎 ● 心毒性（イマチニブ・ソラフェニブ・ニロチニブ・ダサチニブ・スニチニブ） ● 骨髄抑制（スニチニブ） ● 手足症候群（ソラフェニブ・スニチニブ） ● 悪心・嘔吐
	ダサチニブ	スプリセル		
	ゲフィチニブ	イレッサ		
	エルロチニブ	タルセバ		
	クリゾチニブ	ザーコリ		
	アレクチニブ	アレセンサ		
	スニチニブ	スーテント		
	ソラフェニブ	ネクサバール		
	アキシチニブ	インライタ		
	パゾパニブ	ヴォトリエント		
	レゴラフェニブ	スチバーガ		
	アファチニブ	ジオトリフ		
	ニロチニブ	タシグナ		
	エベロリムス	アフィニトール		
モノクローナル抗体	リツキシマブ	リツキサン	注射	● 過敏反応・infusion reaction ● 骨髄抑制 ● 間質性肺炎 ● 心毒性（トラスツズマブ・リツキシマブ） ● 高血圧・出血・血栓症（ベバシズマブ）
	セツキシマブ	アービタックス		
	トラスツズマブ	ハーセプチン		
	ベバシズマブ	アバスチン		
	パニツムマブ	ベクティビックス		
	ニボルマブ	オプジーボ		
プロテアソーム阻害薬	ボルテゾミブ	ベルケイド	注射	● 骨髄抑制 ● 心毒性 ● 間質性肺炎 ● 末梢神経障害

D) その他

一般名（略語）	略語	商品名	投与法	代表的な副作用
サリドマイド		サレド	内服	● 骨髄抑制
レナリドミド		レブラミド	内服	● 末梢神経障害
L-アスパラギナーゼ	L-ASP	ロイナーゼ	注射	● 過敏反応・infusion reaction ● 悪心・嘔吐
レボホリナート	*l*-LV	アイソボリン	注射	
ホリナート	LV	ロイコボリン	内服・注射	

表2 ● リハビリテーションへの影響

	危惧される問題	発生時期	頻度	影響
合併症のリスク	過敏反応・infusion reaction	投与日	★★☆	★★★
	腫瘍崩壊症候群	投与後12〜72時間	★★☆	★★★
	心毒性	急性：投与日〜3週間 慢性：投与後1年〜	★★☆	★★★
	肺毒性	アレルギー性：投与日 間質性肺炎：数週間〜数年	★★☆	★★★
	骨髄抑制	投与後1〜2週間	★★★	★★☆
リハの阻害因子	悪心・嘔吐	投与日〜1週間	★★★	★☆☆
	下痢	投与日1〜3週間	★★★	★☆☆
	倦怠感	投与日〜1週間	★★★	★☆☆
	末梢神経障害	投与後2週間〜数カ月	★★☆	★★☆
	手足症候群	投与後数週間	★★☆	★★☆
事故	血管外漏出による壊死	投与日	★☆☆	★★★

1 薬剤の基本知識（表1）

- 抗がん剤治療は，がんの根治，生存期間の延長，症状緩和を目的として行われる．抗がん剤単独で治療される場合と，手術や放射線などの局所療法との併用で治療される場合がある．
- 「がんのリハビリテーションガイドライン」[1]においては，薬物療法・放射線療法中・治療後の患者に**運動療法を実施**することで身体機能の改善がみられるとされ，実施することを強く推奨している．
- 抗がん剤の種類は非常に多く，その大部分は高頻度に副作用を生じる．副作用の内容や重症度はさまざまである．

- 抗がん剤では悪心・嘔吐，下痢，食思不振，倦怠感，末梢神経障害などの症状を呈することも多く，これらがリハビリテーションの阻害因子となることも多い．
- がん治療の適応において，ADL（performance status：PS，memo参照）が重視されるため，**がん患者のADLを維持・向上することは重要**である．

> **memo** ◆ PS（performance status）
>
> がん患者のADLはPSで評価されることが多い．ECOG（Eastern Cooperative Oncology Group：米国の臨床腫瘍研究グループ）により作成され，日本臨床腫瘍研究グループ（JCOG）が日本語訳している．積極的な薬物療法の適応はPS 0～2とされることが多い．
>
> **表3 ● PS (performance status)**
>
> | PS | 基準 |
> |---|---|
> | 0 | 全く問題なく活動できる．発症前と同じ日常生活が制限なく行える． |
> | 1 | 肉体的に激しい活動は制限されるが，歩行可能で，軽作業や座っての作業は行うことができる． |
> | 2 | 歩行可能で，自分の身のまわりのことはすべて可能だが，作業はできない．日中の50％以上はベッド外で過ごす． |
> | 3 | 限られた自分の身の回りのことしかできない．日中の50％以上をベッドか椅子で過ごす． |
> | 4 | 全く動けない．自分の身の回りのことは全くできない．完全にベッドか椅子で過ごす． |
>
> 出典：Common Toxicity Criteria, Version2.0 Publish Date April 30, 1999
> 日本語訳　JCOGホームページ［http://www.jcog.jp/］

2 リスク管理（表2）

合併症予防のために確認すべきこと

- 実施されている薬物療法の内容から，重篤な合併症のリスクがないか，**事前に予測**を行う．
- **初回投与時**は過敏反応・infusion reactionや腫瘍崩壊症候群などの**重大な副作用のリスク**がある．
  - ▶ このため**投与当日の練習は休止**とすることが望ましい．
  - ▶ カルテなどから治療計画を確認し，**薬剤投与予定を把握**することが必要である．
- **骨髄抑制**は高頻度に生じる副作用である．練習実施前に血液検査結果を確認し，当日の練習内容の調整を行う．

中止を考慮すべき状態

- CTCAE Grade4 以上の有害事象を生じている場合．
- 抗がん剤投与中の患者に急激な症状変化，バイタルサインの変動を生じた場合．
- 抗がん剤投与中の患者に点滴ライン刺入部の疼痛や腫脹を生じた場合．
- 新しく生じた胸部症状（動悸・呼吸困難）を呈する場合（特にアントラサイクリン系薬剤を投与された患者）．

> **memo** ◆ **CTCAE（Common Terminology Criteria for Adverse Events）[2]**
> 米国 National Cancer Institute（NCI）が中心となって作成した，副作用共通用語基準である．治療や処置に際して観察される好ましくない徴候や症状について，0（正常）〜4（生命を脅かす，緊急処置を要する），5（死亡）までの6段階に分類する．
> 日本臨床腫瘍研究グループ（JCOG）が日本語訳を作成しており，WEBサイトで参照可能である．⇒http://www.jcog.jp/
>
> ◆ **抗がん剤曝露**
> 抗がん剤は非常に毒性が高いため，直接触れてはならない．点滴接続部からの漏れや，投与中の患者の排泄物に素手で触れないよう配慮する．

3 代表的な副作用（表2）

◆ 過敏反応・infusion reaction

- 白金製剤，タキサン系薬剤，分子標的治療薬（抗体治療薬）で比較的多くみられる．
- **過敏反応**はアレルギー反応である．**薬剤投与後30分以内**の早期に生じることが多い．再投与で重症化する傾向にある．
- **Infusion reaction**はサイトカインの放出により生じる．薬剤投与中に生じることが多い．分子標的治療薬（抗体治療薬）で発生することが多い．2回目以降の投与で症状は軽減する傾向にある．
- 両者の症状は類似し，鑑別することは容易ではない．
- 死に至ることもある重篤な合併症であり，早期の発見が必要である．
  ▶ 症状は悪心・嘔吐，くしゃみ，皮疹，注射部位の疼痛・熱感，呼吸困難，血圧低下などである．
  ▶ 抗がん剤投与中や，投与初期の患者ではこれらの症状に注意する必要がある．

◆ 腫瘍崩壊症候群

- **薬剤投与後12～72時間程度**で生じることが多い．
  - 腫瘍細胞の急速な崩壊により生じ，高尿酸血症，高K血症，高P血症をきたす．
  - 意識障害，不整脈，痙攣，急性腎不全などを生じ，**死に至ることもある**重篤な合併症である．
  - 腫瘍の量が多い，広範な骨髄浸潤，薬物療法の感受性が高いことなどが危険因子となる．
  - 発症リスクが高い場合には，十分な**補液**で尿量を確保して発生予防を行うことが多い．
- 抗がん剤により腫瘍崩壊症候群をきたしやすい疾患は次の通りである．
  - 血液腫瘍：急性リンパ性白血病，急性骨髄性白血病，悪性リンパ腫
  - 肺小細胞がん
  - 胚細胞腫瘍

◆ 心毒性

- 薬剤投与後早期に生じる**急性心毒性**と，数カ月経過してから生じる**慢性心毒性**がある．
- **急性心毒性**では心電図異常（ST-T変化，QT延長），不整脈，心不全，心膜炎・心筋炎を生じる．可逆性の変化であり，改善の可能性がある．
- **慢性心毒性**では左室機能障害によるうっ血性心不全を生じる．
  - アントラサイクリン系薬剤の**累積投与量**が多い場合に生じやすくなる．
  - 心エコーでの評価，および血液検査でのトロポニンT，BNP値が慢性心毒性の評価に有用である．
- 心毒性のある薬剤を使用されている場合には，動悸や呼吸困難，不整脈の出現に注意する．練習中に**モニター心電図**を使用することも有用である．
- 心機能に関連するCTCAE Grade4は以下のとおりである．
  - **心不全・心筋炎**：生命を脅かす，緊急処置を要する（例：持続的静注療法や機械的な循環動態の補助）．
  - **駆出率減少**：安静時駆出率（EF）＜20％
  - **心電図QT補正間隔延長**：QTc≧501 msまたはベースラインから＞60 msの変化があり，Torsade de pointes，多形性心室頻拍，重篤な不整脈の徴候/症状のいずれかを認める．

◆ 肺毒性（間質性肺炎）

- 初回投与時に生じる**アレルギー性の肺障害**と，数週間～数年かけて生じる**間質性肺**

炎がある．重篤化することで**呼吸不全**を生じ，死に至る場合がある．
- 55歳以上，PS不良（2～4），喫煙者，間質性肺炎の既往，肺への放射線照射などが危険因子となる．
- 間質性肺炎の症状としては，呼吸困難，乾性咳嗽，発熱などがある．胸部聴診にてfine crackles（捻髪音）を聴取することもある．
- 気管切開・挿管を要する場合，人工呼吸器を要する場合にはCTCAE Grade4に相当する．このような場合には**練習中止**を考慮する．

◆ 骨髄抑制（図）

- **抗がん剤投与後1～2週間程度**で生じることが多い．
  - 殺細胞性抗がん剤の**長期投与**（1週間以上）で高頻度にみられる．
  - 白血球・赤血球・血小板のいずれも低下する危険性がある．
- **初期**には**無症状**な場合が多い．血液検査結果を確認し，**運動負荷の程度などを検討**することが必要である．
- **白血球数＜1,000/mm^3，好中球数＜500/mm^3**はCTCAE Grade4に該当し，特に注意が必要な状況である．**感染管理対策**には通常以上の配慮が必要である．
  - 好中球数500/mm^{3}未満の場合，または1,000/mm^{3}未満であっても48時間以内に500/mm^{3}未満に減少することが予測される場合で，腋窩温が37.5℃以上または口腔内温が38.0度以上の場合には，**発熱性好中球減少症**と判断される．**感染症**により急速に重篤化し，死に至る場合がある．

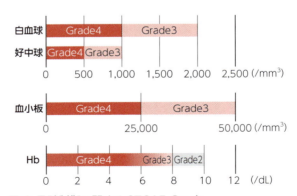

図 ● 骨髄制御に関するCTCAE Grade
貧血 Grade 4 は Hb 値で規定するのではなく，「生命を脅かす，緊急処置を要する」状態を Grade 4 とする．
（文献3を参考に作成）

- **赤血球が減少**することにより貧血による症状を呈する．ふらつき，倦怠感，息切れなどの自覚症状を生じることが多い．Hb値<8 g/dLの場合，輸血が考慮されることが多い．
- **血小板減少**では**出血傾向**に注意が必要である．症状は乏しいが，皮下出血などがみられる場合もある．
  - ▶ **血小板数<25,000/mm³**はCTCAE Grade4に該当し，特に注意が必要な状況である．**強い抵抗運動などは控える**べきである．

◆ 悪心・嘔吐

- がん治療による苦痛の代表例である．数多くの抗がん剤で出現する危険性がある．特にシスプラチン，ダカルバジン，シクロホスファミドで多くみられる．
- **投与後数十分～数時間程度**で出現し，投与終了後数日～1週間程度で改善することが多い．
- 悪心・嘔吐による食思不振により**低栄養**や**脱水**をきたし，二次的な合併症を生じるほか，活動性低下による**廃用症候群**の危険性もある．
  - ▶ 栄養状態に問題があるようであれば，NSTとの連携も必要である．

◆ 末梢神経障害

- タキサン系薬剤で高頻度にみられる．
  - ▶ **投与後2～3週間**で四肢遠位に**しびれ**が出現する．回復には数カ月以上必要となる場合もある．
  - ▶ 患者のQOLを損ねるほか，**リハビリテーションの阻害因子**となる場合や，**転倒**の原因となる場合がある．
- タキサン系薬剤では，**筋肉痛**や**関節痛**を生じることもある．これは数日以内の比較的早期に症状は改善することが多い．
- 末梢神経や味覚受容体細胞の障害により**味覚障害**を生じ，**食思不振**となることもある．

◆ 手足症候群

- 投与後数週間後から手や足に発赤・腫脹・疼痛を生じる．重症化した場合にはびらんを形成する．
- 手掌や足底の疼痛がリハビリテーションの阻害因子となる．疼痛による活動性低下により**廃用症候群**を生じることが問題となる．
- 手や足への強い刺激を避ける．長時間の歩行を避け，靴のインソールを調整することも有用である．
- 回復には数週間～数カ月を要することがあり，廃用症候群予防のため，手足の疼痛に配慮しつつ**練習は継続する**ことが必要である．

◆ 血管外漏出による壊死

- 体動時に点滴ラインが抜去され，血管周囲の軟部組織に抗がん剤が漏出することで生じる．軟部組織の壊死により，**末梢神経障害**や軟部組織の**瘢痕拘縮**などを生じ，ADLに影響する重大な後遺症を生じる危険性がある．
- 症状としては，注射部位の疼痛・発赤・腫脹，あるいは軟部組織の広範な壊死を生じる．疑わしい場合には，直ちに抗がん剤投与を中止する必要がある．

文 献

1）「がんのリハビリテーションガイドライン」（日本リハビリテーション医学会がんのリハビリテーションガイドライン策定委員会/編），金原出版，2013
2）有害事象共通用語規準 v5.0 日本語訳 JCOG版［http://www.jcog.jp/］
3）「改訂版 がん化学療法副作用対策ハンドブック」（岡元るみ子，佐々木常雄/編），羊土社，2015

第2章 各疾患の治療薬

I. 腫瘍

② オピオイド

重要度 ★★★

近藤絵美

表1 ● 代表的な薬剤

分類		一般名	商品名	投与法	放出機構	最高血中濃度到達時間（時）	消失半減期（時）	特徴・副作用
弱オピオイド	非麻薬性鎮痛薬	トラマドール	トラマール	内服	速放性	2	6	● 副作用：呼吸抑制，痙攣，依存性，意識消失，傾眠，頭痛，浮動性めまい，悪心・嘔吐，便秘など ● 神経障害性疼痛に効果的である
強オピオイド	麻薬性鎮痛薬（アヘンアルカロイド系）	コデイン	コデインリン酸塩	内服	速放性	0.8	2	● 副作用：依存性，呼吸抑制，錯乱，麻痺性イレウス，眠気，悪心・嘔吐，便秘など ● 鎮咳作用を有する
		モルヒネ	MSコンチン	内服	徐放性	3	3	● 副作用：依存性，呼吸抑制，錯乱，せん妄，麻痺性イレウス，眠気，悪心・嘔吐，便秘，掻痒感など ● 剤形が豊富である ● 患者の8割に便秘が生じる
			オプソ	内服	速放性	0.5	3	
			アンペック	坐剤・注射	─	1	4	
			モルヒネ塩酸塩注射液	注射	─	静脈内：<0.5	静脈内：2	
		オキシコドン	オキシコンチン	内服	徐放性	4	9	● 副作用：依存性，呼吸抑制，錯乱，せん妄，麻痺性イレウス，眠気，便秘，悪心・嘔吐など ● モルヒネと同様の副作用を生じるが，眠気，悪心，せん妄は少ない
			オキノーム	内服	速放性	2	5	
			オキファスト	注射	─	急速単回静脈投与：0.08	持続静注：4	

165

分類	一般名	商品名	投与法	放出機構	最高血中濃度到達時間（時）	消失半減期（時）	特徴・副作用
強オピオイド／麻薬性鎮痛薬（非アルカロイド系）	フェンタニル	フェントス	外用（貼付）	徐放性	20	25	● 副作用：依存性，呼吸抑制，意識障害，痙攣，興奮，筋強直，眠気，めまい，悪心・嘔吐，便秘，下痢，掻痒感など ● モルヒネやオキシコドンと比べて眠気や便秘などの副作用が少ない ● 経皮吸収剤（貼付剤）がある
		デュロテップMT	外用（貼付）	徐放性	33	22	
		アブストラル	舌下	速放性	0.5	5	
		フェンタニル注射液	注射	—	投与直後	4	
	メサドン	メサペイン	内服	速放性	5	37	● 副作用：依存性，呼吸抑制，不整脈，錯乱，せん妄，麻痺性イレウス，眠気，悪心・嘔吐，便秘など ● 呼吸抑制や心電図異常（QT延長）から死に至る事例が報告されている
	タペンタドール	タペンタ	内服	徐放性	5	6	● 副作用：呼吸抑制，依存性，錯乱状態，せん妄，痙攣，傾眠，便秘，悪心・嘔吐など

表2 ● リハビリテーションへの影響

	危惧される問題	代表的な原因薬剤	頻度	影響
合併症のリスク	呼吸抑制	すべてのオピオイド	★☆☆	★★☆
	意識障害	トラマドール，フェンタニル	★☆☆	★★☆
	痙攣	トラマドール，フェンタニル，タペンタドール	★☆☆	★★☆
	錯乱，せん妄	コデイン，モルヒネ，オキシコドン，メサドン，タペンタドール	★★☆	★★☆
	麻痺性イレウス	コデイン，モルヒネ，オキシコドン，メサドン	★☆☆	★★☆
	不整脈	メサドン	★☆☆	★★☆
リハの阻害因子	悪心・嘔吐	すべてのオピオイド	★★☆	★★☆
	便秘		★★☆	★★☆
	眠気		★★☆	★★☆
	せん妄		★★☆	★★☆
	依存性		★★☆	★★☆
事故	転倒	すべてのオピオイド	★★☆	★★☆

1 薬剤の基本知識 (表1)

- オピオイド鎮痛薬（以下オピオイド）とは，麻薬性鎮痛薬やその関連合成鎮痛薬などの総称である．オピオイド受容体に結合し痛みを和らげる作用がある．
- オピオイドは作用の強弱により，弱オピオイドから強オピオイドまで分類される．
- 持続痛に対する**徐放性製剤**，突出痛に対する**速放性製剤**のレスキュー薬とよばれるものがあり，求める効果に応じて製剤を使い分ける．
- 剤形は経口剤（錠剤や散剤）のほか，貼布剤，坐剤，注射剤（静脈や皮下投与）などさまざまである．嚥下障害や消化管の通過障害などにより内服困難な場合は貼布剤や坐剤，注射剤を使用する．
- 近年では，速放性製剤として口腔粘膜吸収剤や舌下錠が発売されている．経口の速放性製剤は鎮痛効果の即効性が十分でない場合や，嚥下困難な場合などに使用される．
- 持続注射のなかには自己調節鎮痛法〔PCA (patient controlled analgesia)〕という投与法もある．
  - ▶ 使用する際は，持続投与量やレスキュー投与量，ロックアウト時間を設定しておき，突出痛が出現した直後や体動に伴う突出痛が出現する前に，患者が自分でレスキュー用のボタンを押して薬を投与する．すると，より短い時間で鎮痛効果が得られたり，痛みを押さえた状態で排泄などのセルフケアが行えたりするメリットがある．
  - ▶ また，ナースコールを押すことを遠慮して痛みを我慢してしまうような場合でも，患者自身でレスキュー薬でのコントロールが可能である．

> **memo** ◆ **定時鎮痛薬の切れ目の痛み**
> 定時鎮痛薬の血中濃度の低下によって，痛みが出現・増悪することがある．これは突出痛として対応するのではなく，医師へ報告し，定時鎮痛薬の増量もしくは投与間隔の短縮などを検討する．

2 リスク管理 (表2)

合併症予防のために確認すべきこと

◆ 消化器症状，眠気，せん妄

- 日々の練習前に，**悪心・嘔吐**や**便秘**などの消化器症状，**眠気**，**せん妄**が出現していないか，看護記録を参照して確認する．特に投与初期や増量時は注意する．

◆ ミオクローヌス

- オピオイド投与時に**ミオクローヌス**が発現することがある．1つあるいは複数の筋肉が同時に素早く収縮する不随意運動であり，全身あるいは特定の部位に起こる場合がある．
- セラピストが最初に気付くこともあるため，投与開始時などは**四肢の観察**を行う．症状を認めた場合は医師へ報告する．

中止を考慮すべき状態

- 練習中に**痙攣発作**が出現した場合．
  ▶ 直ちに練習を中止する．患者の安全を確保し，バイタルサイン測定を行う．トラマドールと抗うつ薬を併用した場合，相互作用によって痙攣のリスクが上がるため注意が必要である．
- 悪心・嘔吐に加えて**著しい便秘，腹部膨満，腹痛**を伴う場合．
  ▶ 麻痺性イレウスが疑われるため，看護師や医師へ報告し精査を行う．

3 代表的な副作用（表2）

- モルヒネを使用している場合，腎機能障害の出現により悪心・嘔吐，眠気，呼吸抑制などの**副作用が増強される**ため注意が必要である．

◆ 悪心・嘔吐

- 投与初期あるいは増量時にしばしばみられるが，数日以内に耐性を生じ，症状が治まってくることが多い．
- 患者にとって不快な症状であり，抗ドパミン作用や抗ヒスタミン作用をもつ薬剤などを使用して対策が図られる．また，オピオイドスイッチング（memo参照）や投与経路の変更を行うこともある．

> **memo** ◆ オピオイドスイッチング
> 薬剤によって副作用の出方の違いがあるため，患者の状態に応じてオピオイドスイッチングといわれる薬剤変更が行われる．副作用により鎮痛効果を得るために十分なオピオイドを投与できないときや，鎮痛効果が不十分なときに，投与中のオピオイドから他のオピオイドに変更する．
> オピオイド換算比をもとに換算量を計算して薬剤を変更するが，特に変更後は全身状態の観察を行い，細かな投与量の調整が必要である．

◆ 便秘

- 便秘はオピオイドを投与された患者に高頻度に起こり耐性が形成されないため，継続的に下剤を投与するなどの対応がなされる．また，モルヒネやオキシコドンは便秘を生じやすいため，フェンタニルに変更することで症状の改善が得られる場合がある．
- 加えて，症状改善には水分摂取や運動も有用であるため，セラピストは**積極的に運動を促す**よう心掛ける．

◆ 眠気

- 投与初期あるいは増量時に出現することが多いが，耐性が速やかに生じ，数日以内に自然に軽快ないし消失することが多い．
    - ▶ 相互作用を含む他の薬物，感染症，肝・腎機能障害，中枢神経系の病変，高Ca血症など，ほかの原因によるものではないか血液検査結果や画像所見を確認する．
- 眠気は呼吸抑制が生じる前段階の症状であるため，**痛みがなく強度の眠気がある場合は医師へ報告**し，オピオイドの減量を提案する．

◆ 呼吸抑制

- オピオイドの急速投与や過量投与を行った場合に起こりうる．呼吸数の減少が認められるが，呼吸数が低下しても1回換気量が増加するため低酸素血症になることは稀である．
- 発生頻度は少ないが重篤な結果となる場合があるため，**練習前後や労作時の呼吸数，酸素飽和度を測定**する．
- 特に高齢者や衰弱している患者では呼吸抑制への感受性が高く，また，慢性肺疾患などの呼吸機能障害が併存している場合は症状が増強することがある．

◆ せん妄

- **投与初期や増量時に出現**することが多い．夜間に落ち着きがなく不眠を訴える場合などはせん妄の出現のサインである．
    - ▶ 血液検査結果から，脱水や高Ca血症，低Na血症などの電解質異常や肝機能障害の関与の有無を検索する．薬剤性ならば，原因薬剤の減量や投与中止，オピオイドスイッチングを行うことで改善が図られる．

◆ 依存性

- セラピストは患者と接する時間が長く，定期的に関わるため，**依存性の兆候が出現していないか留意**する．
- 痛みがないのに脅迫的に薬剤を使用したり，薬物への強い欲求を示したりするなど

の**精神依存**を認めた場合や，投与量減量時にあくび，発汗，頻脈，悪心・嘔吐，ふるえ，悪寒などの**身体依存**の兆候を認めた場合には速やかに医師らに報告し，薬剤の調整を検討する．

> **memo** ◆オピオイドで鎮痛が得られた後の新たな痛み
>
> オピオイドにて鎮痛効果が得られ，運動・動作時の負荷量や機会が増えたために，新規の疼痛が出現することがある．特に骨転移を有する場合，切迫骨折から病的骨折をきたす可能性もある．そのため，疼痛の程度を指標として運動負荷を判断している場合は，**疼痛が軽減した状況での過負荷に十分に注意する**．そのほか，臥床中には認めなかった筋骨格系や軟部組織由来の疼痛も生じうるため，併せて局所の炎症所見を評価しておくことが重要である．

オピオイドの使い方

近藤絵美

- WHO方式がん疼痛治療法における鎮痛薬の使用法は，「鎮痛薬使用の5原則」（表）[i]と，痛みの強さによる鎮痛薬の選択と段階的な使用法を示した「三段階除痛ラダー」から成っており，臨床でもこの使用法に基づいて薬剤が選択される．
- 痛みには持続痛と突出痛がある．持続痛は"「24時間のうち12時間以上経験される平均的な痛み」として患者によって表現される痛み"と定義され，突出痛は"持続痛の有無や程度，鎮痛薬治療の有無にかかわらず発生する一過性の痛みの増強"と定義される[ii]．持続痛に対しては鎮痛薬の定期投与，突出痛に対してはレスキュー薬で対応し，投与量を調整する．
- 鎮痛薬使用における目標としては，第一に痛みに妨げられない**夜間の睡眠の確保**を目指す．第二に**安静時の痛みの消失**，次いで**体動時の痛みの消失**を目標とする．
- 最初は非オピオイド鎮痛薬から始め，必要によっては鎮痛補助薬を併用する．十分な鎮痛

表● 鎮痛薬使用の5原則

- 経口的に（by mouth）
- 時刻を決めて規則正しく（by the clock）
- 除痛ラダーにそって効力の順に（by the ladder）
- 患者ごとの個別的な量で（for the individual）
- その上で細かい配慮を（with attention to detail）

（文献 i ，p.16より転載）

効果が得られない場合は弱オピオイドへ移行する．痛みに応じて増量していくが，弱オピオイドには有効限界があるため，限界量まで到達しても鎮痛効果が不十分な場合は強オピオイドに変更する．強オピオイドは鎮痛効果が得られるまで増量することができる．

文 献

i ）「がんの痛みからの解放 第2版～WHO方式がん疼痛治療法」（世界保健機関，武田文和/訳），金原出版，1996

ii ）「がん疼痛の薬物療法に関するガイドライン（2014年版）」（特定非営利活動法人日本緩和医療学会緩和医療ガイドライン作成委員会／編），金原出版，2014

第2章 各疾患の治療薬

J. 抗微生物薬

① 抗菌薬

重要度 ★★★

宮越浩一

 表1 ● 代表的な薬剤

A) βラクタム系

分類	一般名	略語	商品名	投与法	特徴・副作用
セフェム系	セファクロル	CCL	ケフラール	内服	●副作用：アナフィラキシー，薬剤熱，痙攣，白血球減少，肝障害，腎障害
	セファレキシン	CEX	ケフレックス		
	セフロキサジン	CXD	オラスポア		
	セフロキシムアキセチル	CXM-AX	オラセフ		
	セフィキシム	CFIX	セフスパン		
	セフカペンピボキシル	CFPN-PI	フロモックス		
	セフジトレンピボキシル	CDTR-PI	メイアクトMS		
	セフジニル	CFDN	セフゾン		
	セフポドキシムプロキセチル	CPDX-PR	バナン		
	セファゾリン	CEZ	セファメジンα	注射	
	セファロチン	CET	コアキシン		
	セフォチアム	CTM	パンスポリン ハロスポア		
	セフメタゾール	CMZ	セフメタゾン		
	セフォタキシム	CTX	セフォタックス クラフォラン		
	セフタジジム	CAZ	モダシン		
	セフトリアキソン	CTRX	ロセフィン		
	セフミノクス	CMNX	メイセリン		
	セフェピム	CFPM	マキシピーム		
	セフォゾプラン	CZOP	ファーストシン		
	フロモキセフ	FMOX	フルマリン		
	セフォペラゾン・スルバクタム	CPZ-SBT	スルペラゾン		

分類	一般名	略語	商品名	投与法	特徴・副作用
ペニシリン系	ベンジルペニシリン	PCG	ペニシリンGカリウム	注射	●副作用：アナフィラキシー，薬剤熱，痙攣，白血球減少，肝障害，腎障害
	アモキシシリン	AMPC	パセトシン サワシリン	内服	
	アンピシリン	ABPC	ビクシリン	内服・注射	
	ピペラシリン	PIPC	ペントシリン	注射	
	アモキシシリン・クラブラン酸	AMPC・CVA	オーグメンチン	内服	
	アンピシリン・スルバクタム	ABPC・SBT	ユナシンS	注射	
	タゾバクタム・ピペラシリン	TAZ・PIPC	ゾシン	注射	
	イミペネム・シラスタチン	IPM・CS	チエナム	注射	
カルバペネム系	ファロペネム	FRPM	ファロム	内服	●副作用：痙攣
	パニペネム・ベタミプロン	PAPM・BP	カルベニン	注射	
	メロペネム	MEPM	メロペン	注射	

B) その他

分類	一般名	略語	商品名	投与法	特徴・副作用
アミノグリコシド系	アミカシン	AMK	アミカシン硫酸塩	注射	●副作用：腎障害，聴力障害，めまい，肝障害
	アルベカシン	ABK	ハベカシン	注射	
	イセパマイシン	ISP	エクサシン	注射	
	カナマイシン	KM	カナマイシン	内服	
			硫酸カナマイシン	注射	
	ゲンタマイシン	GM	ゲンタシン	注射・外用	
	ストレプトマイシン	SM	硫酸ストレプトマイシン	注射	
	トブラマイシン	TOB	トブラシン	注射	
テトラサイクリン系	テトラサイクリン	TC	アクロマイシン	内服・外用	●副作用：消化器症状（悪心・嘔吐，下痢）
	デメチルクロルテトラサイクリン	DMCTC	レダマイシン	内服	
	ドキシサイクリン	DOXY	ビブラマイシン	内服	
	ミノサイクリン	MINO	ミノマイシン	内服・注射	
マクロライド系	エリスロマイシン	EM	エリスロシン	内服・注射	●副作用：消化器症状（悪心・嘔吐，下痢），不整脈（QT延長），肝障害
	クラリスロマイシン	CAM	クラリス クラリシッド	内服	
	ロキシスロマイシン	RXM	ルリッド	内服	
	アジスロマイシン	AZM	ジスロマック	内服・注射	
	ジョサマイシン	JM	ジョサマイシン	内服	

分類	一般名	略語	商品名	投与法	特徴・副作用
ニューキノロン系	オフロキサシン	OFLX	タリビッド	内服・外用	副作用：消化器症状（悪心・嘔吐，下痢），痙攣，不整脈（QT延長）
	シプロフロキサシン	CPFX	シプロキサン	内服・注射	
	トスフロキサシン	TFLX	オゼックス	内服・外用	
	ノルフロキサシン	NFLX	バクシダール	内服・外用	
	レボフロキサシン	LVFX	クラビット	内服・注射・外用	
グリコペプチド系	バンコマイシン	VCM	塩酸バンコマイシン	内服・注射	副作用：血小板減少，腎障害
ST合剤	スルファメトキサゾール・トリメトプリム	ST	バクトラミン	内服・注射	副作用：薬剤熱，血小板減少，薬疹
			バクタ	内服	

表2 ● リハビリテーションへの影響

	危惧される問題	代表的な薬剤	頻度	影響
合併症のリスク	アナフィラキシーショック	すべての抗菌薬（βラクタム系で多い）	★☆☆	★★★
	薬疹	すべての抗菌薬	★☆☆	★★★
リハの阻害因子	C. difficile 関連性腸炎，MRSA腸炎	すべての抗菌薬	★★★	★★☆
	薬剤熱		★★★	★☆☆
医療関連感染	C. difficile 関連性腸炎，MRSA腸炎	すべての抗菌薬	★★★	★★☆
	多剤耐性菌		★★★	★★☆

C. difficile：Clostridioides（Clostridium）difficile〔クロストリディオイデス（クロストリジウム）ディフィシル〕

1 薬剤の基本知識（表1）

- 入院治療の対象となる疾患のうち，感染症は頻度が高い．なかでも**肺炎**は高齢者の死因となる疾患の上位を占めており，重要な疾患である．これらの感染症の多くは細菌により生じ，治療には抗菌薬が使用される．
- 抗菌薬の種類は多いが，起因菌や感染部位により適切な抗菌薬が選択される．
- セフェム系を中心とするβラクタム系，マクロライド系，ニューキノロン系が使用されることが多い．
- 抗菌薬は注射や内服により，数日間から数週間にわたり投与される．
- アレルギー反応による副作用を生じることがある．

2 リスク管理（表2）

合併症予防のために確認すべきこと

- **アナフィラキシーショック**や**重症薬疹**は稀な合併症であるが，重篤な結果となる場合がある．抗菌薬投与中の患者では，**自覚症状やバイタルサインの変化に注意する**．
- **血球減少**を生じる場合がある．**血液検査結果も参照**することが望ましい．
- 抗菌薬による下痢は比較的高頻度にみられる．脱水や電解質異常を生じる場合があるため，血液検査結果も参照することが望ましい．
- 抗菌薬の使用により菌交代現象を生じ，**多剤耐性菌**を保有する患者もいる．多剤耐性菌の保有や腸炎による下痢は医療関連感染の原因となる．
  - ▶ 多剤耐性菌は脆弱な患者に感染しやすく，治療に対する抵抗性を有する．
  - ▶ **標準予防策**に加え，**接触予防策を徹底**する必要がある．
- *C. difficile* 関連性腸炎（**偽膜性腸炎**）や MRSA 腸炎も同様に接触予防策が必要である．

中止を考慮すべき状態

- 薬剤投与後早期（数分から数時間）に**呼吸器症状**や**血圧低下・頻脈**を認めた場合．
  - ▶ アナフィラキシーショックが疑われる．
- 全身の**皮疹・粘膜疹**に 38.5℃を超える**高熱**を伴う場合．
  - ▶ 重症薬疹が疑われる．

3 代表的な副作用（表2）

◆ アレルギー反応

- 抗菌薬ではアレルギー反応によるさまざまな副作用を生じることがある（**表3**）．

表3 ● 抗菌薬によるアレルギー反応

タイプ	生じる問題	メカニズム
Ⅰ型	アナフィラキシー	IgE 抗体を産生する即時型過敏反応
Ⅱ型	溶血性貧血，顆粒球減少症，血小板減少症，間質性肺炎	細胞や組織に結合した抗菌薬が抗原となることによる細胞障害
Ⅲ型	**薬剤熱**，皮疹，溶血性貧血，血小板減少，関節痛，蛋白尿	免疫複合体形成による細胞・臓器障害
Ⅳ型	薬疹	感作 T 細胞による細胞・臓器障害

- 重篤化するものとして，アナフィラキシーショックや重症薬疹があげられる．

◆ アナフィラキシーショック

- 低頻度であるが，死に至る重篤な結果となる場合がある．
- 症状としては以下があげられる．
  - ▶ 呼吸器症状（呼吸困難，喘鳴，SpO_2 低下など）
  - ▶ 皮膚・粘膜所見（蕁麻疹，かゆみを伴う紅斑，口唇・舌の腫脹など）
  - ▶ 消化器症状（悪心・嘔吐，腹痛など）
  - ▶ 血圧低下・頻脈，失神
- **呼吸困難や血圧低下，意識障害を伴う場合では直ちにアドレナリン投与が必要**となる．これらのバイタルサインに異常を呈している場合には，**緊急対応チームを招集**する．
- βラクタム系抗菌薬で比較的多くみられる．
- 原因となる薬剤投与後早期に発症（数分から数時間）する．

◆ 薬疹

- 全身に紅斑や丘疹がみられる播種状紅斑丘疹型，かゆみを伴う膨疹が多発する蕁麻疹型などを生じる．これらは原因薬剤の中止により改善する予後良好なものである．
- 頻度は稀であるが，皮膚粘膜眼症候群（Stevens-Johnson症候群：SJS）や中毒性皮膚壊死症候群（toxic epidermal necrosis：TEN）といった重症薬疹もある．
- 高熱，倦怠感，皮膚や粘膜など全身に紅斑・水疱・表皮剥離・びらんが出現する．
- TEN は SJS よりも表皮剥離の面積が大きく，熱傷のような水疱性紅斑や表皮剥離を生じる．多臓器不全や敗血症を発生し，死に至る場合もある．
- 疑われる徴候としては，**粘膜の炎症，38.5℃を超える高熱，水疱，顔面浮腫，リンパ節腫脹，皮膚の圧痛**などがあげられる．
- 正常に見える皮膚においても，圧力をかけることで表皮が剥離する Nikolsky 現象を伴うこともある．練習を継続する際には，表皮剥離を生じないように**愛護的に取り扱う必要**がある．
- 原因となる薬剤投与後1週間以内に発症することが多い．

◆ 薬剤熱

- 微熱程度が多いが，高熱となる場合もある
- 免疫複合体が関与するⅢ型アレルギー（**表3**）によるものが多い
- 頻脈がないこと，全身状態は悪くないこと，などが感染症による発熱との鑑別に有用である．

- 投与開始後3〜14日間経過した後に生じることが多い

◆ 下痢

- 抗菌薬の副作用として，比較的高頻度にみられる．
- 腸内細菌叢の変化や，菌交代現象による菌の異常繁殖により生じる．
- *C. difficile* 関連性腸炎とMRSA腸炎では重篤化する場合があり，特に注意が必要である．

【*C. difficile*関連性腸炎（偽膜性腸炎）】

- 抗菌薬の投与により正常な腸内細菌の多くは減少する．これに対して*C. difficile*〔*Clostridioides*（*Clostridium*）*difficile*：CD〕は抗菌薬に耐性があることが多く，菌交代現象により異常繁殖を生じる．これによる毒素により腸炎を生じる．
- 発症は比較的緩徐であり，抗菌薬の投与開始から1〜3週間後に発生する．
- 水溶性下痢や粘血便が持続し，腹痛や発熱を伴う．
- 予後は良好であるが，脱水や電解質異常を生じる場合があるため，適切な栄養・輸液管理が必要となる．
- 便培養や便中CD毒素検査を行う．
- 医療関連感染の起因菌となるものであり，発生した場合には，接触予防策が必要となる．
  - ▶ CDは芽胞を形成するため，アルコール消毒の効果は不十分である．**手指衛生は十分な手洗いにより実施**する．

【MRSA腸炎】

- 抗菌薬投与による菌交代現象で，鼻腔や咽頭に定着していたMRSA（methicillin-resistant *Staphylococcus aureus*，メチシリン耐性黄色ブドウ球菌）が腸管内で異常繁殖することで生じる．MRSAにより産生された毒素によって腸管粘膜障害を生じる．
- 発症は急速である．
- 激しい下痢や嘔吐のほか，高熱を伴う場合もある．
- 重症化した場合，**全身性炎症反応症候群**（systemic inflammatory response syndrome：SIRS）や**多臓器不全**に至る場合もある．
- 医療関連感染の原因菌として重要であり，日頃から手指衛生などの標準予防策を徹底して予防する必要がある．MRSA腸炎を発生した場合には，接触予防策が必要となる．

◆ 不整脈（QT延長）

- マクロライド系，ニューキノロン系の使用で報告されている．心電図異常としてQT延長を生じ，それに伴う多形性心室頻拍が発生する．
- 心血管系の併存疾患をもっている場合や，QT延長作用を有する他の薬剤が併用されている場合に，その危険性は高まる．稀な副作用であるが，重篤になる場合がある．

第2章　各疾患の治療薬

J. 抗微生物薬

② 抗ウイルス薬

重要度 ★★☆

松浦未來

表1 ● 代表的な薬剤

分類	一般名	商品名	投与法	副作用
抗ヘルペスウイルス薬	アシクロビル	ゾビラックス	内服・注射・外用	● アナフィラキシーショック ● 汎血球減少症 ● 無顆粒球症 ● 血小板減少 ● 脳症 ● 精神神経症状
	バラシクロビル	バルトレックス	内服	
	ファムシクロビル	ファムビル	内服	
	ビダラビン	ビダラビン	注射・外用	
抗インフルエンザウイルス薬	アマンタジン	シンメトレル	内服	● 精神神経症状 ● 異常行動
	ザナミビル	リレンザ	吸入	
	オセルタミビル	タミフル	内服	
	ペラミビル	ラピアクタ	注射	
	ラニナミビル	イナビル	吸入	
	バロキサビル マルボキシル	ゾフルーザ	内服	

表2 ● リハビリテーションへの影響

	危惧される問題	代表的な薬剤	頻度	影響
合併症のリスク	アシクロビル脳症	アシクロビル, バラシクロビル	★☆☆	★★★
	異常行動	抗インフルエンザウイルス薬	★☆☆	★★☆
リハの阻害因子	精神神経症状	抗ヘルペスウイルス薬, 抗インフルエンザウイルス薬	★★☆	★★☆
事故	転倒・転落（精神神経症状）	抗ヘルペスウイルス薬, 抗インフルエンザウイルス薬	★☆☆	★★☆

1 薬剤の基本知識（表1）

- ヘルペスウイルスの感染では，単純ヘルペスウイルス（herpes simplex virus：HSV）による口唇ヘルペス，角膜炎，歯肉口内炎，性器ヘルペス，水痘・帯状疱疹ウイルス（varicella-zoster virus：VZV）による水痘や帯状疱疹を生じる．
- **帯状疱疹**は強い疼痛を伴う水疱が認められる．後遺症として帯状疱疹後神経痛が長期間残ることもある．
- **インフルエンザ**は感染性が強く，医療関連感染としても重要である．抗インフルエンザウイルス薬は，治療のみでなく，予防として使用される場合がある．

2 リスク管理（表2）

合併症予防のために確認すべきこと

- 抗ヘルペスウイルス薬や抗インフルエンザウイルス薬を使用されている患者では，精神神経症状や異常行動を生じる場合がある．
- **転倒・転落事故の発生に注意**が必要である．
- 練習中に通常と異なる言動などを感じた場合には医師に情報提供する必要がある．
- 抗ヘルペスウイルス薬では**血球減少**が生じる可能性があり，血液検査結果を参照することが望ましい．

中止を考慮すべき状態

- 明らかに異常な言動がある場合には以下を考慮する．
  - ▶ 抗ウイルス薬による精神神経症状やインフルエンザ脳症を疑う必要がある．
  - ▶ 転倒・転落や離院などの事故のリスクがあるため，医師に情報提供し，精査や対策が行われる必要がある．

3 代表的な副作用（表2）

◆ アシクロビル脳症

- 見当識障害や呂律が回らないといった症状が見受けられる．発熱や頭痛は伴わないことが多い．アシクロビルまたはバラシクロビルを服用している患者にこのような症状がみられる場合，アシクロビル脳症が疑われる．

◆ **異常行動**
- 抗インフルエンザウイルス薬では異常行動が添付文書上で注意喚起されている．しかし，インフルエンザ自体によって引き起こされている可能性もあり，薬剤の副作用とは言い切れない．
- 患者は異常行動をとる可能性もあることから，患者の状態を十分に観察し目を離さないようにすることが望ましい．

> **memo**
>
> ◆ **帯状疱疹後神経疼痛**
> 帯状疱疹患者は後遺症として帯状疱疹後神経疼痛を合併する可能性がある．帯状疱疹後神経疼痛は鋭く刺すような疼痛が持続するという特徴がある．そのため，鎮痛薬や抗うつ薬，抗てんかん薬，プレガバリン（**第2章A-①参照**）が使用される場合がある．抗うつ薬，抗てんかん薬，プレガバリンを服用する場合は，**ふらつきや転倒**に注意する必要がある．
>
> ◆ **インフルエンザ脳症**
> インフルエンザ発症後にインフルエンザ脳症を合併する可能性がある．代表的な症状は意識障害，異常な言動，痙攣，発熱である．インフルエンザ脳症の患者への非ステロイド性抗炎症薬（NSAIDs）の使用は予後を悪化させる可能性がある．

第3章
Case Study

第3章 Case Study

A．急性期

Case ① 脳梗塞
～入院後の麻痺増悪

宮越浩一

症例

◆ 症例情報
- 患　者：68歳　男性
- 併存疾患：高血圧
  ▸ 内服薬：ニフェジピン（アダラート®）
  ▸ 併存疾患に高血圧があったが，近医より内服薬処方され，加療していた．治療経過は良好であった．
  ▸ ADLは自立し，趣味の農作業などをして生活していた．

◆ 入院時（第1病日）
- 起床時に左上下肢が脱力していることに気づいた．同日昼頃に家族に付き添われて救急病院に受診した．
- 頭部MRIにて右大脳白質に脳梗塞を認めた（図1）．
- ラクナ梗塞の診断にて神経内科入院となった．
  ▸ 抗血小板薬であるシロスタゾール（プレタール®）内服が処方された．
- 左上下肢の麻痺は，SIAS（stroke impairment assessment set，脳卒中機能障害評価セット）にて上肢近位4・手指3，股関節4・膝関節4・足関節3であった．
  ▸ 病棟での安静度は見守りでのトイレ歩行可能とされた．

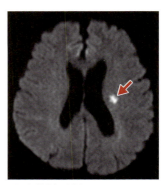

図1 ● 来院時MRI
MRI拡散強調画像にて，左放線冠に小梗塞巣を認める．病巣は1スライスのみであった．画像所見よりラクナ梗塞と診断された．

◆ 第2病日

- 病室にて初回練習を実施した。意識清明、麻痺の増悪はみられなかった。
  - 血圧150/100 mmHg、脈拍75回/分・整
- ベッド上での起き上がり、座位保持練習など実施した。
- 2単位の練習中、特に変わったことは生じなかった。

◆ 第3病日

- 起床時に左上下肢の麻痺が増悪していることに気づき、ナースコールあり。
  - 血圧180/110 mmHg、脈拍75回/分・整
- 担当医により緊急で頭部MRIが指示され、病巣の拡大がみられていた（図2）。
- 左上下肢の麻痺は、SIASにて上肢近位2・手指1A、股関節2・膝関節2・足関節1であった。
- アルガトロバン（ノバスタン®）およびエダラボン（ラジカット®）の点滴が開始され、安静度は床上安静に制限された（シロスタゾール内服は継続）。
- 本人は、昨日の練習に無理があったのではないかと心配し、練習中止を希望している。

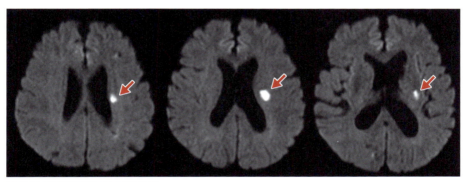

図2 ● 麻痺増悪時の頭部MRI
MRI拡散強調画像にて、病巣は拡大し、3スライスにまたがっている。

Question

Q1. 初回練習時に予測される合併症として何が考えられるか？

Q2. 第3病日に薬剤の追加がなされているが、ここから何を考えるか？

Q3. 麻痺の増悪が生じているが、練習の実施は可能か？

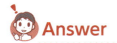

Answer

Q1. 初回練習時に予測される合併症として何が考えられるか？

A1 麻痺の増悪．

- 脳梗塞発症早期には，麻痺増悪のリスクがある．
- ラクナ梗塞では病巣は小さいが，麻痺が増悪することがある．
  - ▶ 症状やバイタルサインの変化などに注意して，個別に離床計画を進める必要がある．

Q2. 第3病日に薬剤の追加がなされているが，ここから何を考えるか？

A2 抗血栓薬や脳保護薬が追加されていることより，脳梗塞は治療抵抗性を示していることを疑う．

◆ アルガトロバン

- アルガトロバンは抗凝固薬であり，ラクナ梗塞に対しては使用されない．
- アルガトロバンが追加されていることから，この症例はラクナ梗塞でなく，アテローム血栓性梗塞や分枝アテローム病（branch atheromatous disease：BAD；サイドメモ参照）であったと考えられる．
- これらの病型は麻痺の増悪の頻度がラクナ梗塞より高いため，注意が必要である．

◆ エダラボン

- エダラボンは脳保護薬であり，脳梗塞急性期の病巣の拡大を抑制し，残存する脳組織を保護する目的で投与される．
- 脳組織の血流は不安定であり，離床は慎重に判断する必要があると考えるべきである．

◆ MRI所見の変化

- 本症例では，麻痺の増悪がみられており，頭部MRIにおいても病巣の拡大が観察される．
- 入院時の頭部MRIではラクナ梗塞と診断されるが，第3病日では病巣は拡大し，3スライスにまたがっている．
- 画像所見からは，BADと判断される．

Q3. 麻痺の増悪が生じているが，練習の実施は可能か？

A3 練習の実施は可能であるが，内容の調整が必要である．

- 麻痺の増悪や病巣の拡大がみられており，不安定な状況である．

- ▶ 脳血流への影響を与える練習は控えるべきである．ここでは頭部挙上などは避けた方が安全である．
- ▶ 麻痺の進行が停止し，安定していることを確認してから離床を進めることが望ましい．
- ▶ **拘縮**や**深部静脈血栓症予防**のため，四肢の可動域練習やポジショニングなどは実施するべきである．
- 麻痺の増悪がある場合，**患者は強い不安をもっている**ことが多い．
  - ▶ さらに麻痺が増悪する場合もあり，無理な練習が麻痺の増悪を招いたと誤解される場合があり，トラブルに発展することもある．
  - ▶ 症状の変動があるときでも，**廃用症候群予防のための練習は必要であることを説明**し，練習への同意を得ることが必要である．
- 抗血栓薬の多剤併用療法が実施されているため，**出血傾向に注意**する必要がある．
  - ▶ BADは治療抵抗性であることから，このように抗血栓薬の併用が行われることも多い（多剤カクテル療法）．
  - ▶ 出血のリスクがあるため，通常以上に愛護的な手技で練習を実施する必要がある．

サイドメモ

脳梗塞の病型と治療

- 脳梗塞にはいくつかの病型があり，その合併症のリスクや治療方法には違いがある（表）．
  - ▶ アテローム血栓性梗塞，BAD，心原性脳塞栓では麻痺の増悪が比較的多くみられる．
  - ▶ 使用されている治療薬から脳梗塞の病型を知ることも可能である．

表 ● 脳梗塞の病型と特徴

病型	出血性梗塞	麻痺増悪	その他の合併症	使用される抗血栓薬
ラクナ梗塞	なし	比較的少ない		抗血小板薬
アテローム血栓性梗塞	あり	あり		抗血小板薬・抗凝固薬（アルガトロバン）
分枝アテローム病（branch atheromatous disease：BAD）	なし	あり（多い）		抗血小板薬・抗凝固薬（アルガトロバン）多剤カクテル療法
心原性脳塞栓	あり（多い）	あり	心房細動（頻脈・徐脈・心不全）	抗凝固薬

- 心原性塞栓では，出血性梗塞が比較的多くみられる．
  - 心原性脳塞栓の背景には心房細動が合併していることが多い．心房細動により，頻脈・徐脈，心不全を生じることがある．

分枝アテローム病（branch atheromatous disease：BAD）

- BADは主幹動脈からの分枝の起始部に生じたアテローム硬化性病変により，その穿通枝領域の梗塞を生じるものである（図3）．
- 病巣はラクナ梗塞よりも大きく，錐体路を障害しやすいため麻痺の増悪をきたすことが多い．
- BADは外側レンズ核線条体動脈（lateral lenticulostriate artery：LSA）領域と傍正中橋動脈（paramedian pontine artery：PPA）に生じることが多い．
- MRIではLSA領域では水平断で3スライス以上（頭尾側方向に20 mm以上）の病巣，PPA領域では橋腹側に接して橋背側に延びる細長い病巣を呈する．
- BADでは30〜40％の症例で麻痺の増悪がみられるともされ，**症状進行のリスクは非常に高い**．

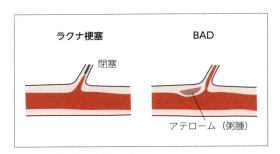

図3 ● 脳梗塞の血管病変
ラクナ梗塞は穿通枝の末梢部に病変があることに対して，BADでは主幹動脈からの分岐の起始部に病変を生じている．このためラクナ梗塞よりも大きく，細長い梗塞巣を生じる．

A．急性期

Case ② 肺炎
～抗菌薬により生じた下痢症

佐藤　謙

症 例

◆ 症例情報
- 患　者：80歳　男性
- 診断名：肺炎
  - ▶ 発熱と呼吸困難を認め，救急病院を受診した．
  - ▶ 肺炎の診断にて，総合内科に入院となった．
- 既往歴：肺炎やCOPD急性増悪にてたびたび入院している．
- 疾　患：胃潰瘍，COPD
- 嗜　好：20歳から現在まで20本/日の喫煙あり
- 内服薬：ランソプラゾール（タケプロン®）

◆ 来院時（第1病日）
- 所　見：SpO_2 80％（室内気），BMI 17 kg/m^2，呼気延長あり，左肺野に肺雑音聴取．採血にて白血球数とCRPの上昇を認めた．
- 総合内科病棟に入院となり，抗菌薬の投与が開始となった．
- 医師から酸素投与と絶食指示が出され，抗菌薬以外に以下の点滴が開始された．
  - ▶ ランソプラゾール（タケプロン®），乳酸リンゲル液（ラクテック®）

◆ 第3病日
- 昼頃には解熱を認めたが，酸素投与は2L継続されていた．
- 抗菌薬の投与は継続となった．

◆ 第5病日
- 解熱の状態が続き，酸素投与も終了できた．
- 経口摂取が開始となった．初回練習実施．
- 採血にて白血球数は正常範囲であったが，CRPは低下したものの正常範囲まで下

がっていなかったため，次の採血（第10病日）まで抗菌薬投与は継続の方針となった．Albは低値であった．

◆ 第7病日
- SpO_2の低下はなく，呼吸状態も安定していたが，元気がなさそうで，食欲もなく，練習も積極的に実施してくれなかった．
- 排便回数が増え，軟便から水様となっていた．

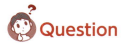

Q1. 抗菌薬投与中に下痢がみられた場合どのような疾患を考えるか？

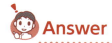

Q1. 抗菌薬投与中に下痢がみられた場合どのような疾患を考えるか？

A1　CD腸炎およびMRSA腸炎を疑う．

- 抗菌薬投与中の下痢には，抗菌薬自体の副作用である抗菌薬関連下痢症などもあるが，CD腸炎やMRSA腸炎も鑑別にあげられる．これらを想定するのは**医療関連感染の原因**となりやすく，感染対策が必要となるためである．
- 特にCD腸炎は医療関連感染として高頻度にみられるものであり，十分な注意が必要である．
- CD腸炎発症リスク因子（表1）を把握しておく必要があり（サイドメモ参照），リスク因子を有している場合は必ずCD腸炎を想定する．

〈院内感染予防のための対策〉
- CD腸炎を疑い，迅速な診断と的確な治療の開始．
- リスク因子をもつ患者（表1）の下痢に対する標準予防策の実施，および接触感染予防策の徹底．

表1 ● CD腸炎のリスク因子

● 入退院を繰り返す・入院が長期化する
● 高齢者
● 抗菌薬投与
● 制酸薬投与

- 本症例では入退院を繰り返している，痩せた高齢者であり，虚弱な患者である．
- ランソプラゾールは，強い胃酸分泌抑制作用をもつプロトンポンプ阻害薬である．**胃での殺菌能力の低下をきたすもの**であり，CD腸炎の誘因となっていると考えられる．
- 抗菌薬の種類によって，CD腸炎発症のリスクが異なり，キノロン系，クリンダマイシン，セフェム系などではリスクが高いといわれている（表2）が，基本的には**すべての抗菌薬が発症リスクとなりえる**．
- CD腸炎の診断に至った場合は原因となった抗菌薬投与は可能な限り中止される．

表2 ● 抗菌薬の種類別CD腸炎発症リスク（第2章J-①参照）

発症リスク	高リスク	中等度リスク	低リスク
抗菌薬の種類	● キノロン系 ● クリンダマイシン ● セフェム系	● マクロライド系 ● ペニシリン系 ● ST合剤	● アミノグリコシド系 ● メトロニダゾール ● バンコマイシン

※基本的にはすべての抗菌薬が発症リスクとなりえる．

その後の経過

◆第9病日

- 再び発熱を認めた．胸部X線写真上は肺炎悪化なし．
- 採血にて白血球数の再上昇とCRPの上昇を認めた．
- 便は頻回，見た目は緑色水様で，便臭も酸っぱいきつい臭いであった．
- CD抗原/トキシン迅速キット検査を行い，陽性であったため，CD腸炎〔*Clostridioides* (*clostridium*) *difficile* 腸炎〕の診断に至った．

Question

Q2. CD腸炎が疑われたときはどのような対応を行う必要があるか？

Q3. CD腸炎診断後の練習は実施可能か？

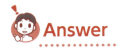 **Answer**

Q2. CD腸炎が疑われたときはどのような対応を行う必要があるか?

A2 **標準予防策・接触予防策を行う**（サイドメモ参照）．

- 前述の通りCD腸炎は医療関連感染の原因となり，感染拡大の経路として接触感染が挙げられるため，**接触感染の予防策**を行う必要がある．
- 接触は患者や汚染物自体の直接接触と，汚染した物品環境表面との間接的接触があり，いずれの場合も予防策が必要である．
- C. difficileは，芽胞を有しているため，アルコール消毒や加熱，乾燥が無効である．接触後は**必ず流水下石鹸手洗い**を行う必要がある．

Q3. CD腸炎診断後の練習は実施可能か?

A3 **発熱や下痢による重度の脱水などを認めなければ，感染予防策を確実に行い，練習を行うことが可能である．**

- 高齢者では発熱を認めない場合や脱水に陥るリスクが高く，十分注意しながら練習を行う必要がある．

 サイドメモ

接触予防策が必要な下痢（CD腸炎）

- CD腸炎の感染対策として，①個室収容（隔離），②流水手洗いの徹底，③防護具の使用，④排泄物の処理，⑤環境整備，⑥医療器具の取り扱い，⑦リネンの取り扱い，⑧患者・家族への教育と配慮があげられる[1]．
- 特にリハビリテーション場面で必要となる処置は②，③，⑥で，下記に詳細を記載した．

②流水手洗いの徹底
> 患者への接触時，ケアの前後，個人用防護具を脱いだ後などには，石けん・流水による手洗いを適切に行う．

③防護具の使用
> 個室の病室に入室する際は，手袋・ガウンまたはプラスチックエプロンを着用する．着用した防護具は病室内で脱衣し，廃棄する．

⑥医療器具の取り扱い
> 血圧計・聴診器など患者に触れるものは患者専用とする．医療器具は十分洗浄または清拭して汚れを落とし，0.1～0.5％の次亜塩素酸ナトリウムに浸漬消毒（浸

潰できない器具は複数回清拭消毒）する．

文 献
1) Clostridium difficile（クロストリジウム・ディフィシル）関連下痢症・腸炎発生時の 感染対策．日本環境感染学会教育ツールver.2（クロストリジウム・ディフィシル），日本環境感染学会，2008［http://www.kankyokansen.org/modules/education/index.php?content_id=4（2019年7月閲覧）］

第3章　Case Study

A．急性期

Case ③ 大腿骨頸部骨折
～急性期，術後に生じた不穏

宮越浩一

症例

◆ **症例情報**
- **患　者**：86歳　男性
- **診断名**：大腿骨頸部骨折
  - 自宅にて転倒し，右股関節痛のため救急病院を受診した．
  - 右大腿骨頸部骨折の診断にて，整形外科入院となった．
- **併存疾患**：十二指腸潰瘍
  - **内服薬**：ファモチジン（ガスター®）

◆ **来院時（第1病日）**
- 整形外科病棟に入院となり，翌日に人工骨頭置換術の予定となった．
- 医師から服薬について指示があった．
  - **疼痛時**：アセトアミノフェン（カロナール®）
  - **不眠時**：ゾピクロン（アモバン®）

◆ **手術当日（第2病日）**
- 全身麻酔にて人工骨頭置換術が実施された（術中の出血量200 mL）
- 術後の様子

時間	経過
22:00	● 消灯の時間を過ぎても寝付けないとのことで，医師指示のあった**ゾピクロン**内服とした．

◆ **手術翌日（第3病日）**

時間	経過
1:00	● 不眠は持続していた． ● 手術部位の疼痛を訴えていたが，本人が鎮痛薬を希望しなかったため，医師指示のアセトアミノフェン内服は行わなかった．

時間	経過
10:00	初回理学療法実施 ● 前夜に不眠であったため，ぼんやりした印象であった． ● バイタルサインには異常がないため，ベッドサイドでの座位・筋力強化練習などを実施した． ● 疼痛の訴えが強く，積極的な練習は実施困難であった． ● バイタルサインなどは安定していたため，特に医師や看護師への申し送りなどはせず，1単位のみで練習は中止とした．
22:00	● 前夜と同様，不眠の訴えがあり，医師指示のあった**ゾピクロン**内服とした．

◆ 第4病日

時間	経過
0:00	● 家に帰ると言い，ベッドから降りようとしているところを看護師が発見，興奮して大声を出していた． ● 当直医に相談したところ，入眠を促すために**ゾピクロン**追加内服の指示があった．効果はなく，その後も興奮状態は持続した．
6:00	● 入眠
8:00	● 傾眠傾向であり，朝食摂取せず． ● 日中も傾眠傾向が続き，声かけにほとんど反応せず，閉眼していた．
10:00	● 理学療法のために病室を訪問した． ● 声かけに対する反応は不良であり，身体を揺さぶることで開眼する状態であった． ● 意識レベル以外のバイタルサインには異常を認めなかった．血液検査にも異常はなかった． ● 意識障害あり（JCS Ⅱ-20）と判断し，当日の練習は休止とした．
20:00	● 覚醒し，家に帰ると言い出した．その後の経過は前夜と同様であり，**ゾピクロン**内服とするも，朝方まで覚醒していた．

◆ 第5病日

● 6時に入眠し，日中は傾眠傾向であった．
● 2日連続で経口摂取はできていない．

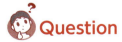

Question

Q1. 夜間不穏の原因として何が疑われるか？

Q2. 予防のためには，どのような対策が可能か？

Q3. 第4病日以降，傾眠傾向であるが練習の実施は可能か？

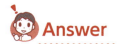

Q1. 夜間不穏の原因として何が疑われるか？

A1 せん妄が疑われる．

- せん妄は準備因子をもつ患者に，促進因子・直接因子が加わることで発症する（サイドメモ参照）．高齢者に比較的高頻度に発生する問題である．
- 本症例では，**高齢**であること，入院という**環境の変化**が加わったこと，手術という**侵襲**が加わったこと，**ファモチジン**を内服していたことなど，せん妄の危険因子を複数もっていた（**表1**）．
- 意識レベルの変動が大きいこと（日内変動），夜間に活動性が向上し不穏となっていることなどから，せん妄が最も疑われる．

Q2. 予防のためには，どのような対策が可能か？

A2 疼痛や不安の除去が必要である．

- せん妄は**発生予防が重要**である．疼痛および不安の解消，静かで落ち着いた環境の確保が必要となる．
- 本症例では第3病日に疼痛の訴えがみられ，練習は中断となっている．疼痛はせん妄の重大な危険因子であり，早期に対応が必要である．本症例では医師から疼痛時に**アセトアミノフェン**を使用することが指示されていた．医師指示を確認し，**疼痛時には適切な対応をとる**ことが必要である．

Q3. 第4病日以降，傾眠傾向であるが練習の実施は可能か？

A3 練習は継続し，積極的に離床するべきである．

- せん妄には不穏を呈する**過活動性せん妄**と，傾眠傾向となる**低活動性せん妄**がある．本症例のように日中の傾眠傾向がある場合は低活動性せん妄となっている可能性が高い．
- せん妄は睡眠・覚醒のバランスが乱れることにより生じやすくなる．積極的に離床を進め，**日中の覚醒を促す**ことが必要である．
- 「リハビリテーション医療における安全管理・推進のためのガイドライン第2版」では，意識障害がある場合でも**原因が明確**で，**全身状態が安定**していれば訓練の実施は可能とされている[1]．この場合，覚醒状態が不良である原因はせん妄である可能性が高く，バイタルサインも安定しているため，練習は継続するべきである．

第3章 A-③大腿骨頸部骨折

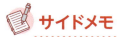
サイドメモ

せん妄発症の危険因子

- せん妄発症には，**準備因子・促進因子・直接因子**の3つがかかわっている（表1）．
- せん妄は予防が重要であり，可能な範囲でこれらの因子の除去を図ることが必要である．

表1 ● せん妄発症にかかわる3つの危険因子

危険因子	例
準備因子	● 高齢　●認知症　●脳卒中の既往　●せん妄の既往
促進因子	● 環境の変化（入院，転床など） ● 睡眠の妨害（騒音，照明など） ● 心理的ストレス（不安など） ● 身体的ストレス（疼痛，かゆみ，頻尿，身体拘束など）
直接因子	● 急性疾患（脳卒中，外傷，感染症など） ● 薬剤（表2）

せん妄を生じる危険性がある薬剤（表2）

- 薬剤性のせん妄は高頻度であり，せん妄を発症した場合には薬剤の影響を考慮する（表2）．
- 可能な限りこれらの薬剤を中止・減量できるよう，リハビリテーションにて日中の覚醒を促すことが必要である．

表2 ● せん妄を生じる可能性がある薬剤

分類	薬剤	第2章参照
オピオイド	モルヒネ（オプソ®，アンペック®，MSコンチン®） オキシコドン（オキシコンチン®，オキノーム®） タペンタドール（タペンタ®）	I-② (p.165)
睡眠薬（ベンゾジアゼピン受容体作動薬）	ゾピクロン（アモバン®） ゾルピデム（マイスリー®） トリアゾラム（ハルシオン®） ブロチゾラム（レンドルミン®） リルマザホン（リスミー®）	C-③ (p.79)
三環系抗うつ薬	イミプラミン（トフラニール®） アミトリプチリン（トリプタノール®） クロミプラミン（アナフラニール®） ノルトリプチリン（ノリトレン®）	C-② (p.74)
ステロイド	プレドニゾロン（プレドニゾロン，プレドニン®） メチルプレドニゾロン（メドロール®） ヒドロコルチゾン（コートリル®） デキサメタゾン（デカドロン®） ベタメタゾン（リンデロン®）	A-② (p.38)

（次ページにつづく）

(つづき)

分類	薬剤	第2章参照
ヒスタミンH_2受容体拮抗薬	シメチジン(タガメット®) ファモチジン(ガスター®) ラニチジン(ザンタック®)	H-① (p.144)
抗パーキンソン病薬	レボドパ含有製剤(ドパストン®,メネシット®,イーシー・ドパール®) ブロモクリプチン(パーロデル®) アマンタジン(シンメトレル®) トリヘキシフェニジル(アーテン®) ビペリデン(アキネトン®)	B-③ (p.54)

文 献

1) 「リハビリテーション医療における安全管理・推進のためのガイドライン第2版」(公益社団法人日本リハビリテーション医学会 リハビリテーション医療における安全管理・推進のためのガイドライン策定委員会/編),診断と治療社,2018

第3章 Case Study

B．回復期

Case ④ 脳出血
~リハビリテーション後の痙攣

今井由里恵

症 例

◆ 症例情報
- 患　者：52歳　男性
- 診断名：左被殻出血
- 併存疾患：高血圧，アルコール多飲（発症前は毎日ビール3L摂取）
  ▶ 内服薬：アムロジピン（アムロジン®），ブロチゾラム（レンドルミン®）
- 病　歴：
  ▶ 2カ月前に左被殻出血を発症し，急性期病院で保存加療施行された．
  ▶ 1カ月前に回復期リハビリテーション病院に転院した．
  ▶ 発症後から夜間不眠が続き，ブロチゾラムを毎日内服していたが，医師の強い勧めにより1週間前から中止された．
  ▶ 内服なしでもなんとか眠れていたが，昨日は同室者のいびきがひどく，眠れなかった．

◆ 練習開始時
- 意識清明，失語症のため喚語困難・錯誤はあるが，短文であれば理解可能である．
- 軽度の右片麻痺あり．
- プラスチック短下肢装具とT字杖にてリハビリテーション室内歩行可能であり，病棟でも昼食時は看護師と歩行している．

◆ 練習中
- やや疲れている様子だったが，練習可能とのことだった．
- 平地歩行は習熟してきたため，リハビリテーション室内の平地歩行に加え階段昇降練習を行った．

◆ 練習後
- 練習後，本人はぐったりとしている様子だった．
- 練習後病室に戻ろうと立ち上がった際，右手がピクピクし始めた．
- 呼びかけたが反応せず，その場に転倒した．
- 全身が突っ張るような動きが数十秒続いた後，手足をガクガクと曲げ伸ばし始めた．
- 1，2分で消失し，呼びかけると開眼したがぼんやりとしていた．

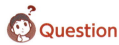
Question

Q1. この患者に何が起こったと考えられるか？

Q2. 発作出現時はどのような対応が必要か？

Q3. 医師に報告するために確認しておくべきことは何か？

Q4. 練習はいつから再開するか？

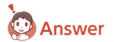

Q1. この患者に何が起こったと考えられるか？

A1 症候性てんかんによる発作が疑われる．

- 脳卒中患者に発生する合併症として，症候性てんかんによる発作（痙攣）は代表的なものである．
- 本症例の場合はベンゾジアゼピン系薬であるブロチゾラムを急に中止したことも誘因となった可能性がある．
- てんかん発作は突然発症し，発作の持続時間は数分のことが多い．意識障害を伴う発作を起こした際は発作が消失してもすぐに意識が回復せず，ぼんやりとした状態が続く（postictal state）．
- 発作が短時間に繰り返し起こる，あるいは5分以上持続する場合を痙攣重積発作と呼び，痙攣を消失させるための早急な治療が必要である．

Q2. 発作出現時はどのような対応が必要か？

A2 安全確保，応援の要請，ABCの確認を行う．

- 意識消失を伴う発作が出現すると転倒や転落をすることがある．**発作中は患者の安全を確保**する．

  ▶ 発作時の患者の安全確保の例
  - ベッドから転落しないようにする
  - 周囲にぶつかりそうなものがあれば取り除く
  - 眼鏡など当たって傷になる可能性があるものは取り外す

- 短時間で再発する恐れや治療が可能な部屋に搬送する可能性があるため，**応援を要請**する．
- 発作に伴い吐物や唾液を誤嚥・窒息する可能性があるため，発作後は呼吸状態を含めた**バイタルサイン（意識状態・血圧・SpO$_2$）を確認**する．

Q3. 医師に報告するために確認しておくべきことは何か？

 発作の様式・二次的な外傷の有無を確認する．

- 発作の種類や発作後の状態がわかることで，原因の考察や治療法の選択につながることが多い．**発作の状況を観察し**（表1），**医師に報告できるようにしておく．**
- 発作だけでなく**二次的な外傷への対応**も必要なことがあるため，併せて確認し（表1），医師に報告する．

表1 ● 発作中・発作後に確認すべきポイント

発作中の様子	● 左右どちらから始まったか ● 四肢をどのように動かしていたか ● 眼の開閉, 開眼している場合は眼球の向き ● 持続時間 ● 意識消失の有無
発作後の様子	● 意識状態 ● バイタルサイン（特に呼吸状態） ● 再発の有無
二次的な外傷	● 舌咬傷 ● 転倒の有無 ● 頭部の打撲 ● 四肢の打撲

Q4. 練習はいつから再開するか？

 意識状態・バイタルサインに問題がなければ再開可能である.

- 意識障害を伴う発作の場合, 当日は意識状態が回復せず介入が困難なことや, 原因精査や治療のために練習が中止になることが多い.
- 翌日以降は意識状態やバイタルサインに問題がなければリハビリテーションは実施可能である[1].
- ただし, 意識障害が残存している場合や原因が不明で再発の恐れがある場合などは医師と相談したうえで判断する.

 サイドメモ

どのような患者に痙攣発作が起きやすいか

- リハビリテーションでは, 原因となる脳疾患が不明の特発性てんかんより, 原因となる脳疾患がある症候性てんかんを有する患者にかかわることが多い.
- 症候性てんかんの原因となる脳疾患のうち, 代表的なものは脳卒中である. 約10％に痙攣発作が起こるといわれている[2].
- 脳卒中は脳梗塞・脳出血・くも膜下出血に分類されるが, 脳梗塞よりも**脳出血やくも膜下出血の患者に痙攣発作が出現することが多い**といわれている[1].
- 脳卒中発症後24時間以内に出現することが最も多い[1]. 期間が経過するほど出現率は減少するが, 脳梗塞の場合は6〜12カ月での出現率も高くなる[1].
- 脳出血の中でも大脳皮質を含む病変を有する場合に発症しやすい.

- 発症後14日以降の痙攣発作はその後も再発の可能性が高いため，予防的な抗てんかん薬の投与が検討される．
- 表2に痙攣の原因を示す．脳卒中以外の脳疾患としては，脳炎や髄膜炎等の中枢神経系感染症，急性自己免疫性脳炎，頭部外傷等がある．
- なお，脳疾患以外でも全身状態の急激な変化に伴い痙攣発作が出現する場合がある（急性症候性発作）．また薬剤が誘引となることがある（表3）．

表2 ● 痙攣の原因

- 脳卒中：脳梗塞，脳出血，くも膜下出血
- 頭部外傷
- 中枢性の感染：髄膜炎，脳炎，脳膿瘍
- 脳腫瘍
- 薬剤性：薬剤等の濫用（麻薬，治療薬），アルコール多飲・中止による離脱症状
- 代謝性・全身性疾患：電解質異常，低血糖，高血糖，腎不全に伴う代謝異常
- 低酸素：窒息，心筋梗塞
- 自己免疫性：傍腫瘍症候群，自己免疫性脳炎

表3 ● 痙攣を誘発させやすい薬剤

抗うつ薬：イミプラミン，アミトリプチリン，SSRI
気管支拡張薬：アミノフィリン，テオフィリン
局所麻酔薬：リドカイン
抗菌薬：カルバペネム系やニューキノロン系，NSAIDsとの併用で誘発されやすくなる
バルビツール酸，ベンゾジアゼピン系薬物の離脱時
抗精神病薬：クロルプロマジンなど
抗がん剤：ビンクリスチン，メトトレキサート

文献

1) 宮越浩一：痙攣・てんかん発作．「リハビリテーション リスク管理ハンドブック第3版」（亀田メディカルセンターリハビリテーション科 リハビリテーション室/編），pp194-199，メジカルビュー社，2017
2) 伊藤義彰：脳卒中関連症状への対応①，「必携脳卒中ハンドブック」（髙嶋修太郎，伊藤義彰/編），pp148-154，診断と治療社，2017

第3章 Case Study

B．回復期

Case ⑤ 椎体圧迫骨折
～骨折後の持続する疼痛の管理

松田　徹

症例

◆ **症例情報**
- **患　者**：80歳　女性
- **診断名**：第一腰椎椎体圧迫骨折
  - ▶ 自宅でしりもちをつき，著明な腰痛のため救急病院を受診．上記診断にて整形外科入院となった．
  - ▶ 高血圧があり，アムロジピン（アムロジン®）を内服していた．

◆ **来院時（第1病日）**
- 整形外科病棟に入院．意識清明，精神機能良好．
- 血圧，脈拍，呼吸数などバイタルサインに異常はみられなかった．
- 血液検査でも特記すべき異常はみられなかった．
- 保存療法の方針：2週間のベッド上安静後，体幹装具を着用して離床開始．その間，廃用症候群予防目的のリハビリテーションを行う．
  - ▶ 医師から服薬について指示：ロキソプロフェン（ロキソニン®），レバミピド（ムコスタ®）

◆ **練習開始時（第2病日）**
- 意識清明，精神機能良好．血圧132/85 mmHg，心拍62回/分，SpO_2 98％．
- 四肢に浮腫・腫脹なし．Homans徴候陰性．尿量950 mL/日．
- 背部の安静時痛あり（numerical rating scale：NRS 5），わずかな体動にて増強（NRS 7）．
- 運動機能・感覚機能正常．深部静脈血栓症（DVT）予防目的の自主練習の理解は良好．

◆ 第7病日

- 意識・精神機能，バイタルサイン，呼吸・循環状態，尿量に変化なし．背部痛は強いが，ベッド上での自主練習は可能．

◆ 第14病日

- 意識・精神機能良好．血圧138/88 mmHg，心拍66回/分，SpO$_2$ 98%．両下肢に軽度浮腫あり．Homans徴候陰性．尿量500 mL/日と減少．

◆ 第21病日

- 意識・精神機能良好．血圧142/92 mmHg，心拍62回/分，SpO$_2$ 98%．Homans徴候陰性．両下肢の浮腫増強あり．尿量380 mL/日と乏尿状態のため血液検査が実施された．
- 腎機能を示す，BUN 28.0 mg/dL，Cr 1.5 mg/dL，eGFR値26.2 mL/分/1.73 m^2，電解質K 4.9 mEq/Lと異常を呈した．Dダイマー含め，その他の血液所見は正常．心不全の所見なし．

    ※正常値：BUN ；8.0〜20.0 mg/dL
    　　　　　Cr　 ；0.46〜0.79 mg/dL（女性）
    　　　　　eGFR；60〜90 mL/分/1.73m^2
    　　　　　K 　　；3.6〜4.8 mEq/L

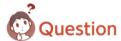
Question

Q1. 第14病日に出現した両下肢浮腫の原因として何が疑われるか？

Q2. 第21病日以降，練習は実施可能か？

Q3. 練習を中止すべき浮腫には何があるか？

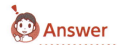

Answer

Q1. 第14病日に出現した両下肢浮腫の原因として何が疑われるか？

A1 薬剤性の浮腫が疑われる．

- 臥床が続いていたことから，深部静脈血栓症（DVT）が危惧される．しかし深部静脈血栓症では片側性の浮腫であることが多い．
- 本症例では，両下肢浮腫のため，全身性浮腫を生じる疾患を想起する必要がある．
- 両下肢浮腫の原因として，心疾患，肝疾患，腎疾患，内分泌性，栄養障害，薬剤性によるものがある（サイドメモ参照）．
- 血液検査の結果，BUN高値，Cr高値，eGFR低値と高K血症を示した．また尿量減少と高血圧を認めた．これらは**急性腎障害**を示唆する所見である．
- 急性腎障害の原因として，鎮痛目的に内服開始したNSAIDsの副作用が疑われる．
- 高齢者は潜在的に**有効循環血漿量が減少**しており，急性腎障害をきたすリスクが高い．
- 従来から内服していた降圧薬にも副作用として浮腫がある．

Q2. 第21病日以降，練習は実施可能か？

A2 練習の継続を考慮する．

- 薬剤性浮腫の場合，緊急を要する状況でないためリハ継続可能である[1]．
- 本症例では両下肢浮腫であり，"A1"で述べたように，薬剤性の浮腫が疑われている状態である．
  - しかし心不全などの重篤な疾患も完全に除外されるわけではない．
  - また，薬剤性の浮腫である場合，薬剤の中止や変更も考慮する必要がある．
  - このため，**浮腫を生じていることを医師に報告し，練習継続の可否について相談**をすることが必要である．

Q3. 練習を中止すべき浮腫には何があるか？

A3 急性心不全や慢性心不全の急性増悪，DVTによる浮腫の場合，練習を中止する必要がある．

- 「リハビリテーション医療におけるの安全管理・推進のためのガイドライン」では，以下の推奨がある．"新規に発症もしくは急速に増悪した浮腫がある場合，心不全，DVT等，重篤な疾患の可能性もある．このような疾患を疑う場合，原因が不明である場合や，その他のバイタルサインの異常を伴う場合は，当日の訓練は中止として，精査を行うことが推奨される"[2]．
- **心不全の急性増悪**は生命を脅かす重篤な状態になりうる．呼吸困難等の自覚症状，血圧や呼吸状態，SpO_2などのバイタルサインの評価を行い，必要に応じた適切な

運動処方が必要である．
- 下肢に生じた静脈血栓が遊離して生じる**肺血栓塞栓症**の死亡率は高い．
- DVTの除外には，血液検査でのDダイマー測定が有用である（正常値：0.9 μg/mL以下）．
- DVTが疑われた場合，下肢血管エコーか造影CT検査を行い，DVTの有無を確認する．
- DVTの場合，下肢のマッサージや可動域練習は血栓遊離を促すため**禁忌**である．
- DVTに対する適切な治療が実施されていれば，早期歩行などの積極的な運動療法も考慮可能である．

サイドメモ

浮腫の鑑別診断（表1）

- 浮腫の原因精査にあたり重要なことは，**浮腫の分布と性状**である．

表1 ● 浮腫の鑑別診断

分布	浮腫の原因	圧痕性浮腫	急速発症	その他の特徴的な所見
全身性浮腫・両下肢浮腫	心疾患（心不全）	○	△	息切れ，痰の増加，頸静脈怒張，体重増加，血液検査（BNP上昇）
	肝疾患（肝硬変，肝硬変に伴う低アルブミン血症）	○	×	黄疸，倦怠感，腹水
	腎疾患（腎不全，ネフローゼ症候群）	○	△	乏尿，無尿，血液検査（BUN・Cr上昇，尿蛋白陽性）
	内分泌性（粘液水腫，Cushing症候群，アルドステロン症，甲状腺機能低下症）	○	×	嗄声，脱毛
	栄養障害（低栄養，低アルブミン血症）	○	×	体重減少，るい痩
	薬剤性	○	△	薬剤の内服中（NSAIDs，降圧薬，ステロイド，その他のホルモン：**表2**参照）
局所性浮腫	血管性（深部静脈血栓症）	○	○	発赤，Homans徴候，血液検査（Dダイマー陽性）
	リンパ性（腫瘍摘出術時のリンパ郭清等によるリンパ浮腫，リンパ管炎）	×	×	腹腔・骨盤内のがんの手術後，放射線治療後
	炎症性（蜂窩織炎，痛風）	○	○	疼痛と局所の熱感

BNP：brain natriuretic peptide（脳性ナトリウム利尿ペプチド），BUN：blood urea nitrogen（血液尿素窒素）
Cr：creatinine（クレアチニン）

- 浮腫の分布には，全身性（両下肢含む）と局所性（片側下肢など）がある．
- 浮腫の性状は，圧迫時に生じる圧痕の有無により，圧痕性浮腫と非圧痕性浮腫に分類できる．

薬剤性浮腫をひき起こす可能性のある薬剤

- 表2に薬剤性浮腫の原因となりうる薬剤を示す．
- 薬剤性浮腫は除外診断だが，新しく薬剤を内服開始した後に発症した浮腫では，薬剤性浮腫を疑うきっかけとなる．基本的には原因薬剤の中止が治療となる．

表2 ● 薬剤性浮腫の原因となりうる薬剤

① NSAIDs
② 降圧薬・循環器用薬（Ca拮抗薬，ACE阻害薬など）
③ ステロイド
④ 糖尿病治療薬（ピオグリタゾンなど）
⑤ 中枢神経系用薬（炭酸リチウムなど）
⑥ 抗がん剤（ドセタキセルなど）
⑦ 甘草・グリチルリチン製剤

文 献

1) 宮越浩一：浮腫．「リハビリテーション リスク管理ハンドブック第3版」（亀田メディカルセンターリハビリテーション科 リハビリテーション室/編），pp200-205，メジカルビュー社，2017
2) CQ12-2 浮腫がある場合はどのようにするか？「リハビリテーション医療における安全管理・推進のためのガイドライン 第2版」（公益社団法人日本リハビリテーション医学会リハビリテーション医療における安全管理・推進のためのガイドライン策定委員会/編），pp57-58，診断と治療社，2018

B. 回復期

Case ⑥ 骨盤骨折
～ポリファーマシーによる傾眠傾向

宮越浩一

症例

◆ **症例情報**

- **患　者**：86歳　女性
- **併存疾患**：高血圧，骨粗鬆症，尿失禁，不眠症
  ▶ 内服薬：表参照

【既往歴】
- 複数の疾患があり，近隣の診療所で診療を受けていた．
  ▶ 高血圧：アムロジピン（アムロジン®）：3年前から処方
  ▶ 骨粗鬆症：アレンドロン酸（フォサマック®）：2年前から処方
  ▶ 慢性的な腰痛：エペリゾン（ミオナール®）：1年前から処方
- 不眠症があり，睡眠薬を3年前から処方されていたが，早朝覚醒のため本人の希望により持続時間の長い睡眠薬に変更されていた．
  ▶ 3カ月前からエスタゾラム（ユーロジン®）が処方された．
- 体動時の尿漏れの訴えもあり，腹圧性尿失禁に適応のあるアミトリプチリン（トリプタノール®）が1カ月前から追加処方された．

【現病歴】
- 屋外歩行時の転倒による恥骨・座骨骨折のため急性期病院であるA病院整形外科に入院となった．
  ▶ 骨折部の疼痛に対して，入院日よりロキソプロフェン（ロキソニン®）が処方された．
  ▶ 入院後1週間で胸焼けの訴えがあったため，消化性潰瘍予防目的にシメチジン（タガメット®）が処方された．
- 受傷2週間後，疼痛は落ち着いたが，廃用症候群により歩行困難となっていた．
  ▶ 歩行能力改善の目的で回復期病院であるBリハビリテーション病院に転入院となった．

表 ● 本症例に関連する薬剤と，それぞれの特徴

	薬剤	特徴など
入院前から処方	エスタゾラム	● 中途覚醒に対して処方 ● ベンゾジアゼピン系，中間型の睡眠薬
	アミトリプチリン	● 腹圧性尿失禁に対して処方 ● 三環系抗うつ薬であり，強い抗コリン作用あり
	アムロジピン	● 高血圧に対して処方
	アレンドロン酸	● 骨粗鬆症に対して処方
	エペリゾン	● 慢性的な腰痛に対して処方
急性期病院で追加	ロキソプロフェン	● 骨折部の疼痛に対して処方
	シメチジン	● ロキソプロフェン処方後の胸やけに対して処方
回復期リハビリテーション病院で追加	クロルフェニラミン	● 掻痒症に対して追加処方 ● 第1世代抗ヒスタミン薬
	総合感冒薬	● アセトアミノフェンと抗ヒスタミン薬などの合剤

◆ 入院時（第1病日）

- 回復期リハビリテーション病棟入院．
    - ▶ 意識清明であるが，応答は緩慢であった．
    - ▶ 血圧・脈拍，呼吸数などバイタルサインに異常はみられなかった．
    - ▶ 血液検査結果にも特記すべき異常はみられなかった．
    - ▶ 転院前にあった疼痛や尿漏れは改善しているとのことであった．
    - ▶ 消化器症状もなく，経口摂取もできていた．
- 急性期病院で処方された薬剤は引き続き処方されることとなった．
- 当日から筋力強化，歩行練習を実施することとした．

◆ 第5病日

- 意識清明，バイタルサインに異常はみられなかった．
- 全身の掻痒感を訴えており，皮膚は乾燥傾向にあったが，皮疹などは認めなかった．
    - ▶ 主治医は加齢による全身掻痒症と判断し，抗ヒスタミン薬である**クロルフェニラミン（ポララミン®）**を処方した．
- 全身状態は安定しており，そのほかの訴えはなかった．

◆ 第6病日
- 咳嗽，鼻汁，咽頭痛などの感冒症状を訴えていた．
    - 発熱はなく，バイタルサインにも変動はなかった．
    - 活気はなかったものの，意識は清明であり，当日の練習は通常通り実施した．
- 感冒に対して，主治医より**総合感冒薬（PL顆粒）**が処方された．

◆ 第7病日
- 朝から傾眠傾向であった．
    - 声かけで開眼はするも，すぐに眼を閉じてしまう状態であった．
    - バイタルサインには異常はみられなかった．
- 夜間不穏などもなく，前夜も十分睡眠はとれていたとのことであった．

Question

Q1. 初回練習時（第1病日）に注意すべきであったこととして何が考えられるか？

Q2. 第7病日に傾眠傾向となっているが，練習の継続は可能か？

Q3. 状態改善のため，リハビリテーションでできることはあるか？

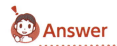
Answer

Q1. 初回練習時（第1病日）に注意すべきであったこととして何が考えられるか？

A1 起立性低血圧，転倒事故.

- **睡眠薬**はふらつきや筋弛緩作用により転倒事故を誘発する薬剤として代表的である．
  - ▶ ここでは**エスタゾラム**が使用されているが，半減期は長い（24時間）のため，翌日の日中にも効果は持ち越している可能性がある．
- 尿失禁に対して処方されている**アミトリプチリン**は，三環系抗うつ薬である．高齢者では起立性低血圧を生じることがあり，ふらつきや転倒事故を誘発する可能性がある．
  - ▶ **降圧薬**も併用されており，起立性低血圧のリスクは高いと判断するべきである．
- 回復期病院入院の段階で7剤が処方されており，**ポリファーマシー**（第1章－④，p.29参照）の状態である．
  - ▶ ポリファーマシーは転倒事故の危険因子であるほか，さまざまな合併症のリスクがあり，リハビリテーションの阻害因子となる．

Q2. 第7病日に傾眠傾向となっているが，練習の継続は可能か？

A2 練習は継続することが望ましい．

- 傾眠傾向であるが，バイタルサインは安定している．
- 傾眠傾向の原因としては，以下が考えられる．

【睡眠薬の持ち越し効果】
- ▶ エスタゾラムは中間型のベンゾジアゼピン系睡眠薬であり，半減期は24時間である．
- ▶ 高齢者であり代謝機能が低下していること，多剤併用による相互作用などにより睡眠薬の効果が残存している可能性がある．

【せん妄】
- ▶ **睡眠薬，抗うつ薬**などはせん妄の原因となる．
- ▶ 本症例では，高齢，環境変化（転院），身体的ストレス（かゆみ）など危険因子を複数もっており，せん妄を生じる可能性がある．
- ▶ せん妄の危険因子については，Case③表1（p.195）参照．

【抗ヒスタミン薬の副作用】
- ▶ **クロルフェニラミン**や**総合感冒薬**が追加処方されており，これらの副作用も考えられる．

▶ 総合感冒薬には第1世代の抗ヒスタミン薬が含まれており，第1世代の抗ヒスタミン薬であるクロルフェニラミンとあわせ，過量となっている可能性がある．

Q3. 状態改善のため，リハビリテーションでできることはあるか？

A3 医師や看護師と協力し，減薬ができないかを検討する．

◆ ポリファーマシーによる問題

- 回復期リハビリテーション病院入院の時点で7剤が処方されていた．さらに入院中に薬剤が追加され，合計で9剤となっている．
- 処方薬剤には，**睡眠薬**や**抗うつ薬**が含まれており，傾眠傾向を生じる可能性が高い．
- そのほかにもアミトリプチリン，クロルフェニラミン，総合感冒薬などの**抗コリン作用**をもつ薬剤が複数含まれている．抗コリン作用による副作用としては，口渇，便秘などの副交感神経症状のほかに，過鎮静やせん妄などの中枢神経症状もある（p.58コラム参照）．

◆ 減薬の取り組み

- 入院の時点で疼痛の訴えはなく，練習は実施できており，疼痛対策で使用されていたロキソプロフェンやエペリゾンは休薬が可能であったと思われる．
- 消化器症状もないため，シメチジンも休薬が可能と考えられる．
- 入院してから不眠や尿漏れの訴えもないことから，睡眠薬であるエスタゾラムや，尿失禁に対して使用されていたアミトリプチリンも減量や休薬が可能であった可能性がある．
  ▶ 尿漏れに対しては，骨盤底筋群の強化など，リハビリテーションによる治療もできる可能性があり，積極的に減薬にかかわることが望ましい．
- 搔痒症の原因として，皮膚の乾燥，薬剤性があげられる．
  ▶ 特に高齢者では皮膚の乾燥による搔痒症は高頻度にみられる．看護師と協力して，皮膚の保湿管理も実施することが望ましい．

第3章 Case Study

C. 外来

Case ⑦ 糖尿病
～薬物治療中の患者の意識障害

佐藤　謙

症例

◆ 症例情報
- **患　者**：74歳　男性
- **診断名**：2型糖尿病
- **既往歴**：脳梗塞後遺症
  ▸ 脳梗塞の後遺症により嚥下機能の低下を認めたが，なんとか経口摂取でき，退院した．
  ▸ 退院後リハビリテーション外来に通院されていたが，最近むせ込みがひどくなり，食事摂取量が低下していた．
- **内服薬**：グリメピリド（アマリール®），シタグリプチン（グラクティブ®），アスピリン（バイアスピリン®），ランソプラゾール（タケプロン®）

◆ 来院時（第1病日）
- **所　見**：体温36.8℃，SpO$_2$ 98%（室内気），身長167 cm 体重50 kg（BMI 17.9 kg/m^2；低体重），血液検査にてCr 1.9 mL/dL（eGFR 28.0 mL/分/1.73 m^2；腎障害あり）．
- 本人曰く数日前から感冒症状も伴っており，食事摂取量がさらに減ったとの訴えがあった．
- 医師から誤嚥性肺炎が疑われるとのことで，下記の抗菌薬が処方された．
  ▸ シプロフロキサシン（シプロキサン®）

◆ 第3病日
- 普段通り，午前中に理学療法を受けていたが，暑くもないのに発汗し，手指の振るえを認め，さらに動悸を訴えるようになった．
- 休憩させようとしたところ，その場に意識を失い倒れてしまった．
- バイタルサインは特に問題なく，痙攣もみられなかった．幸い外傷もなかった．

- すぐに，医師に状況を説明したところ，血糖測定の指示がでた．簡易血糖測定を行ったところ，「LOW」の表示で測定できなかった．
- 低血糖と判断され，看護師によりブドウ糖投与が行われたところ，意識の改善を認めた．

Question

Q1. 糖尿病で加療中の患者が意識障害を呈した場合にどのような状態を疑い，どのような対応をとるのか？

Q2. 糖尿病の治療薬で低血糖を起こしやすい薬剤にはどのようなものがあるか？

Q3. 低血糖のリスクが上昇する患者の状態とはどのような場合か？

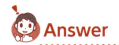

Q1. 糖尿病で加療中の患者が意識障害を呈した場合にどのような状態を疑い，どのような対応をとるのか？

 低血糖と高血糖の両方を想定する必要があるが，早期の対応で回復する低血糖を常に意識することが重要である．

- 糖尿病加療中の患者が意識障害を呈した場合，患者の安全を確保し，バイタルサインを確認したうえで，問題なければ，次に**血糖測定を行い，低血糖か高血糖かを把握する**．
- 正常者の空腹時血糖の正常範囲は70〜110 mg/dLであり，糖尿病加療中の患者で60 mg/dL台の血糖値を確認した場合は症状の有無にかかわらず，低血糖と判断し，ブドウ糖を内服または点滴にて投与するべきである．
- ブドウ糖を内服させる場合は意識障害の有無を確認し，誤嚥や窒息に注意する．
- 表1に低血糖を疑わせる症状の覚え方を記載したが，高齢者や糖尿病性神経障害が進行している患者などは，これらの症状が出現せず，急に意識障害を呈することもあり，注意が必要である．
- 糖尿病加療中の**低血糖**は原因として薬剤性が最も高く，インスリン製剤やそのほかの糖尿病治療薬を使用している患者においては，まず低血糖を疑い，ブドウ糖の投与が必要かどうかを判断するべきである．
- **高血糖の意識障害**には糖尿病性ケトアシドーシスと高血糖高浸透圧症候群の2つがあり，1型糖尿病や重症感染症，膵炎，経管栄養中などで起きやすい．

表1 ● 低血糖を疑わせる症状の覚え方

低血糖のはひふへほ
● は ➡ 腹が減り（空腹感）
● ひ ➡ 冷や汗
● ふ ➡ ふるえ
● へ ➡ 変にドキドキ
● ほ ➡ 放置は昏睡

Q2. 糖尿病の治療薬で低血糖を起こしやすい薬剤にはどのようなものがあるか？

 内服薬ではスルホニル尿素薬，グリニド薬，注射薬ではインスリン製剤があげられる（第2章E-①，p.91参照）．

- スルホニル尿素薬やグリニド薬はインスリン分泌を促進する薬剤であり，低血糖を起こすリスクが高い．特に**スルホニル尿素薬**は腎機能が低下した方や高齢者において低血糖を引き起こしやすくなる．

- これらの薬剤と同じくインスリン分泌を促進する**DPP-4阻害薬**は，単体での使用において，低血糖を起こすリスクは低いが，スルホニル尿素薬と併用した場合に，**相乗効果で低血糖を起こすリスクが高くなる**．
  - ▶ 併用時のスルホニル尿素薬2 mg/日までと日本糖尿病学会が推奨している上限がある[1]．
- インスリン製剤ももちろん，低血糖を起こすリスクが高いが，インスリン製剤の種類のなかで，持続効果型よりも**超速効型や速効型の方がより低血糖を起こすリスクが高い**．体調が悪い，食事摂取量が低下しているなどいわゆるシックデイ時は状態に合わせて減量するべきである．

Q3. 低血糖のリスクが上昇する患者の状態とはどのような場合か？

A3 高齢者や腎機能低下者，アルコール常飲者，感染症などを併発した場合などがあげられる．

- 本例においても，高齢者で腎機能が低下しており，軽度の肺炎を合併していたため，いわゆる**シックデイ**の状態で，食事量も低下し，低血糖発症に至った．
- 採血にてHbA1cが高いからといって低血糖は否定できず，むしろHbA1cが高く，血糖コントロール不良者に重症低血糖が多いとの報告もあり，注意が必要である．
- 新たに追加された薬剤が低血糖の原因となることもあるため，糖尿病患者に薬剤が追加された場合には注意が必要である（表2）．

表2 ● 糖尿病治療薬以外で低血糖を起こす可能性のある薬剤

	一般名	商品名	第2章参照
抗不整脈薬	シベンゾリン	シベノール	F-③（p.115）
	ジソピラミド	リスモダン	
抗菌薬	シプロフロキサシン	シプロキサン	J-①（p.171）
抗凝固薬	ワルファリン	ワーファリン	F-①（p.106）
非ステロイド性抗炎症薬	アスピリン	バイアスピリン	A-①（p.34）

サイドメモ

シックデイ

- 糖尿病患者が治療中に発熱，下痢，嘔吐をきたし，または食思不振のため食事ができないことをシックデイとよぶ[2]．
- シックデイ時は低血糖，高血糖ともに引き起こしやすい状態であるため，頻回な血糖測定を促したり，早めの医療機関受診を勧めるなど，教育が必要である．
- 特に1型糖尿病のような自己インスリン分泌能が低い患者においては，シックデイ

でも自己判断でインスリン投与を中止しないよう伝えておかなければならない．

文 献

1）「インクレチン（GLP-1受容体作動薬とDPP-4阻害薬）の適正使用に関する委員会」から，日本糖尿病学会，2011［http://www.fa.kyorin.co.jp/jds/uploads/photos/797.pdf（2019年7月閲覧）］
2）「糖尿病治療ガイド2018-2019」（日本糖尿病学会/編），文光堂，2018

第3章 Case Study

C. 外来

Case ⑧ 不整脈
～不整脈治療中の呼吸器症状

桂井隆明

症例

◆ **症例情報**
- **患　者**：64歳　男性
- **診断名**：心筋梗塞，心室頻拍
  - 胸痛を主訴に救急搬送され，心電図でST上昇を認め心筋梗塞と診断，冠動脈インターベンションを施行された．
  - 経過中に持続性心室頻拍を認め，アミオダロン静注が開始となった．

◆ **退院時**
- インターベンション終了後も心室頻拍を繰り返したため，アミオダロン内服に置換され，その後全身状態が安定し，自宅退院となった．
  - 退院後も心臓リハビリテーション目的で外来リハビリテーションが開始となった．
  - **内服薬**：アミオダロン（アンカロン®）
    ほかに抗血小板薬〔DAPT（2剤併用療法）：アスピリン（バイアスピリン®），クロピドグレル（プラビックス®）〕，ARB〔オルメサルタン（オルメテック®）〕，β遮断薬〔ビソプロロール（メインテート®）〕，PPI〔ランソプラゾール（タケプロン®）〕，HMG-CoA還元酵素阻害薬〔ロスバスタチン（クレストール®）〕
  - **併存疾患**：高血圧，脂質異常症

◆ **初回リハビリテーション日**
- 意識清明，脈拍73回/分，血圧116/62 mmHg，SpO_2 98％（室内気），呼吸回数16回/分．
  - 特に自覚症状はなし．
  - 病前に比べて疲れやすくなったという話があり．
- 運動耐容能低下に対して歩行やエルゴメーターなどの有酸素運動を中心に介入とした．

- ▶ 練習中のSpO₂などの低下は認めなかった．
- ▶ 自主トレーニング指導を行い，週1回程度の頻度で外来リハビリテーション継続とした．

◆ 2回目リハビリテーション日（1週間後）
- バイタルサインは特に問題なし．
- 本人から風邪をひいて少し咳が出るという訴えがあった．
- 練習中のバイタルサイン変動などもなく終了となった．

◆ 3回目リハビリテーション日（2週間後）
- 咳が徐々に強くなっているという訴えがあり．
  - ▶ 意識清明，体温36.5℃，脈拍93回/分，血圧121/63 mmHg，SpO₂ 94％（室内気），呼吸回数22回/分．
- 歩行練習時息切れ症状があり，SpO₂ 90％まで低下した．

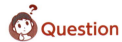
Question

Q1. 初回リハビリテーション時に注意することは何か？

Q2. 3回目リハビリテーション時の症状から何が考えられるか？

Q3. この患者の3回目当日の練習継続は可能か？

Q4. 次回（4回目）リハビリテーション時，何に注意するか？

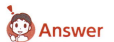

Answer

Q1. 初回リハビリテーション時に注意することは何か？

A1 運動時の胸痛や呼吸困難などの有無，運動負荷に伴うバイタルサインの変動．

- 本症例は心筋梗塞後であり，循環動態の変動には十分な注意が必要である．
- **血圧上昇・低下，不整脈，意識障害，呼吸異常，胸痛，めまい**は特に本症例のような心疾患後の患者では注意が必要な項目として「リハビリテーション医療における安全管理・推進のためのガイドライン」[1]に記載されている．
- 練習前，練習中に上記の症状やバイタルサインの変動がないか，確認することが望ましい．

Q2. 3回目リハビリテーション時の症状から何が考えられるか？

A2 細菌性肺炎・心不全増悪・薬剤性間質性肺炎．

- 本症例では咳嗽に加えてSpO_2低下，呼吸回数の上昇を認めている．運動負荷でさらにSpO_2や呼吸回数の増加を認めており，**呼吸状態が増悪**していると判断される．
- 原因として，風邪をひいたという訴えもあり，感染性の肺炎（細菌性肺炎など）が疑われる．
  ▶ 心血管疾患後であり，心不全の増悪という可能性も考慮される．
  ▶ この患者はアミオダロンを内服しており，薬剤性の間質性肺炎も考えられる．

Q3. この患者の3回目当日の練習継続は可能か？

A3 練習中止を検討する必要がある．

- 「リハビリテーション医療における安全管理・推進のためのガイドライン」では，呼吸状態が不良な場合の運動負荷を伴う練習に対して，"呼吸状態が不良となっているが原因が明確であり，全身状態が安定していると判断できる場合には，訓練を実施することを提案する"とされている[1]．
- 本症例では新規の呼吸状態の悪化を認めており，かつ現段階では原因が不明であること，全身状態が安定しているとは言い切れない状態であることから，**練習中止を検討する**必要がある．
- かつ担当医に連絡し，**呼吸状態悪化に対する精査などを検討**してもらう必要がある．

Q4. 次回（4回目）リハビリテーション時，何に注意するか？

A4 患者の治療経過を把握すること．呼吸状態の変化に注意しながらの練習が必要である．

- 呼吸状態悪化の原因がはっきりしているか，どのような治療が行われているか，また治療反応性がどうであるかを確認する必要がある．
- 治療によって呼吸状態が改善しているのであれば，練習継続が可能と判断されるが，呼吸状態が安定していなければ練習中止を検討する必要がある．

サイドメモ

注意すべき不整脈

- 不整脈にはさまざまなタイプがある（第2章F-③ memo，p.116参照）．
- 不整脈のなかでも，洞停止，洞不全症候群，重度の洞房ブロック，房室ブロック，心室細動，心室頻拍は致命的になりうるため注意が必要である．
- 心房細動は70歳以上の日本人の2～3％程度が有するとされている頻度の高い不整脈であるが，心原性塞栓症のリスクがあるため注意が必要である．
- 心房細動の患者ではときどき容易に心拍数が120回/分を超えてしまう場合があり，練習がしづらい場合があるが，その際には担当医などと相談し，心拍数の中止基準を検討していく必要がある．

文 献

1) 「リハビリテーション医療における安全管理・推進のためのガイドライン第2版」（公益社団法人日本リハビリテーション医学会 リハビリテーション医療における安全管理・推進のためのガイドライン策定委員会/編），診断と治療社，2018

C．外来

Case ⑨ 高血圧
～外来患者に生じた血圧低下

宮越浩一

症 例

◆ 症例情報

- 患　者：85歳　男性
- 診断名：腰部脊柱管狭窄症
  ▶ 併存疾患に高血圧があり，かかりつけのA医院より内服薬が処方されていた．
  ▶ 腰部脊柱管狭窄症による歩行障害があるため，A医院にて通院リハビリテーションを実施することとなった．
- 併存疾患：高血圧
  ▶ 内服薬：ニフェジピン（アダラート®），リマプロスト（オパルモン®）

◆ 初回外来受診時

- 意識清明，血圧150/100 mmHg，脈拍70回/分・整．
- 練習実施前のバイタルサイン測定にて，血圧高値であるため患者に問診したところ，自覚症状はみられなかった．朝の内服を忘れたとのことであった．
- 下肢筋力低下を認めたため，外来にて歩行練習を実施することとした．
  ▶ 歩行はT字杖であり，5分程度の歩行で下肢のしびれが増悪するとの訴えがあった．
- 通院は週に1回程度を予定した．

◆ 2回目外来受診時（1週間後）

- 意識清明，血圧160/105 mmHg，脈拍70回/分・整．
- 練習実施前のバイタルサイン測定にて，血圧高値であるため患者に問診したところ，自覚症状はみられなかった．本日も朝の内服を忘れたとのことであった．
- 血圧高値であるため，降圧薬が追加されていた．
  ▶ 追加された薬剤は利尿薬であるヒドロクロロチアジドであった．
  ▶ 外来担当医師から，内服を遵守するよう，指導を受けていた．

◆ 3回目外来受診時（3週間後）

- 意識清明，血圧110/70 mmHg，脈拍80回/分・整．
- 最近は内服を忘れずにできているとのことであった．また，夏ばてのため，食事や水分摂取が不十分であるとの訴えがあった．
- この2日間ほど倦怠感があり，臥床傾向にあったとのことであり，車いすでリハビリテーション室へ移動してきた．
  - ▶ 本人は体力増強のため，歩行練習を希望されていた．
  - ▶ 平行棒内での立位・歩行練習を実施することとした．
- 平行棒内で立位保持をしていたところ，気分不快の訴えあり，顔面に冷汗がみられた．
  - ▶ 座位をとり，バイタルサイン測定をしたところ，以下のようになっていた．
  - ▶ 意識清明，血圧80/60 mmHg，脈拍90回/分・整，SpO$_2$ 95 %．

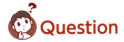

Question

Q1. 初回外来受診時に予測される合併症として何が考えられるか？

Q2. 3回目の外来受診時に血圧低下をきたしているが，原因として何が疑われるか？

Q3. 血圧低下が生じているが，当日の練習継続は可能か？

Q4. 次回以降の練習にあたり，注意することは何か？

第3章　C-⑨高血圧

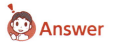

Q1. 初回外来受診時に予測される合併症として何が考えられるか？

A1 血圧上昇．

- 高血圧に対して内服治療中であるが，効果は不十分である．
- 「リハビリテーション医療における安全管理・推進のためのガイドライン」によると，"訓練中止を考慮する目安として，収縮期血圧180〜200 mmHgを超える場合，または収縮期血圧70〜90 mmHg未満を参考値とすることを提案する"とされている[1]．
  ▶ この参考値に該当する状態となった場合には，**外来担当医師に練習継続の可否について相談**する必要がある．

Q2. 3回目の外来受診時に血圧低下をきたしているが，原因として何が疑われるか？

A2 起立性低血圧．

- 練習前の血圧は正常範囲内であるが，立位としたところで血圧低下をきたしている．
- この患者では以下のような要因のために血圧低下を生じていると推測される．
  ▶ 降圧薬として強い血管拡張作用をもつCa拮抗薬と，利尿薬が併用されていること．
  ▶ 以前は忘れがちであった降圧薬の内服が継続できていること．
  ▶ 食事や水分摂取が不十分であり，脱水が疑われること．

Q3. 血圧低下が生じているが，当日の練習継続は可能か？

A3 練習の実施は可能であるが，医師への確認および内容の調整が必要である．

- 起立性低血圧であれば，臥位とすることで血圧は回復し，症状も改善することが多い．このため，練習可能な状態に回復することが期待できる．
- しかし，以下の理由により担当医師への相談が必要である．
  ▶ 血圧低下の原因が起立性低血圧と確定診断できているわけではない（他の合併症が潜んでいる可能性がある）．
  ▶ 薬剤による過度の降圧をきたしている可能性があり，**再発の危険性**がある．**医師による薬剤の調整**が必要である．

Q4. 次回以降の練習にあたり，注意することは何か？

 起立性低血圧が再発する可能性がある．

- **高齢者では起立性低血圧を生じやすいため**，同様のイベントが再発する可能性がある．
- 起立性低血圧では失神や転倒事故を生じることがあり，十分な注意が必要である．以下の予防策が望ましい．
  - ▶ 練習前，体位変換時の症状確認や血圧測定を実施する．
  - ▶ 急激な体位変換を避ける．
  - ▶ 食後に血圧低下を生じる「食事性低血圧」を生じることもあるため，**食後2時間以内の練習を避ける**（サイドメモ参照）．

 サイドメモ

起立性低血圧

- 起立性低血圧は，**高齢者**に発生しやすい傾向がある．特に**薬剤が複数処方されている患者**，**糖尿病患者・神経変性疾患患者**，**降圧薬が処方されている患者**で多くみられる．
- そのほかにも起立性低血圧の原因は数多くある（表）．
- めまい，ふらつき，眼前暗黒感，失神などが主な症状となる．
- 起立後3分以内に**収縮期血圧が20 mmHg以上低下**，または**拡張期血圧が10 mmHg以上低下**，あるいは**収縮期血圧が90 mmHg未満に低下**を認めた場合に，起立性低血圧と診断する．
  - ▶ 起立性低血圧の治療としては，原因除去と生活指導が重要となる．
  - ▶ α_1刺激薬（ミドドリン）などの昇圧薬を使用する場合もある．
  - ▶ しかし起立性低血圧のある患者では，臥位をとった際に血圧上昇を認める場合もあり，昇圧薬の使用は困難な場合もある．

表 ● 起立性低血圧の原因

神経原性	パーキンソン（Parkinson）病，多系統萎縮症，脊髄障害，ギラン・バレー（Guillain-Barré）症候群，糖尿病性神経障害，腎不全，膠原病
非神経原性	脱水，貧血，心不全，電解質異常
薬剤性	降圧薬（血管拡張薬，利尿薬，α遮断薬，β遮断薬，ACE阻害薬），抗不安薬，抗うつ薬，睡眠薬，ドパミン作動薬，抗ヒスタミン薬

食事性低血圧

- 高齢者では，食後に血圧低下をきたす食事性低血圧がある．
- 起立性低血圧と同様に，**糖尿病患者・神経変性疾患患者**などに生じやすい傾向にある．
- 起立性低血圧と相乗効果をもち，**食後に急な体位変換をすることで重度の低血圧を生じる**場合がある．さらに脱水があることによっても重度化する．
  - ▶ ハイリスクな患者では，**食後の練習を控える**などの調整が望ましい．
- 急激な起立・座位への体位変換を避ける，水分摂取を多めにする，食事を一度に多量摂取しない，などで予防が可能である．

文 献
1）「リハビリテーション医療における安全管理・推進のためのガイドライン第2版」（公益社団法人日本リハビリテーション医学会 リハビリテーション医療における安全管理・推進のためのガイドライン策定委員会/編），診断と治療社，2018

第3章　Case Study

D. 在宅

Case ⑩ パーキンソン病
～症状が変動する場合の対応

今井由里恵

症 例

◆ 症例情報

- **患　者**：75歳　男性
- **診断名**：パーキンソン病　Hoehn-Yahr（HY）分類3
    - ▶ 5年前に右優位の安静時振戦・小刻み歩行が出現し，近医でパーキンソン病と診断され内服加療開始された．
    - ▶ 外出先で転倒したことをきっかけに自宅にこもりがちとなり，2カ月前に介護保険を申請した．
    - ▶ 要支援2と認定され，週に1回通所リハビリテーション（デイケア）を利用することとなった．
    - ▶ 本日は利用初日である．
- **併存疾患**：高血圧
- **内服薬**：レボドパ・カルビドパ配合錠（メネシット®），
　　　　　　オルメサルタン（オルメテック®）

◆ 9：00 [来所]

- 自宅で朝食・内服後，スタッフの送迎にて来所した．
- はじめに理学療法士による評価を行った．
    - ▶ 意識清明．
    - ▶ 声量は低下しているが聞き返しなくコミュニケーション可能．
    - ▶ 小刻み歩行ではあるが，無杖にて歩行可能．

◆ 10：00 [入浴]

- スタッフの介助にて入浴した．
- 少し疲れた様子だったので，しばらく休憩していただくこととした．

◆ 11：30 [移動]

- 昼食の誘導のためにスタッフが声を掛けると，ボソボソと話をするが声が小さく聞き取れなかった．
- 本人は立ち上がったが，その場から前に足を出せなくなってしまった．
- スタッフの介助によりなんとか食堂にたどり着いた．

◆ 12：00 [昼食]

- 食事を開始するが，動作緩慢で30分経過しても3分の1程度しか摂取できなかった．
- 全量摂取は諦め，内服してもらった．
- 内服後は声量が改善し，歩行も可能となった．

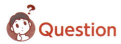
Question

Q1. この患者に何が起きたと考えられるか？

Q2. この患者に行うべき生活指導は何か？

Q3. この患者に起こりうる事故は何か？

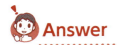

Answer

Q1. この患者に何が起きたと考えられるか？

A1 ウェアリング・オフと考えられる．

- パーキンソン病の治療を開始すると数年は薬剤の効果が良好である．しかし，疾患の進行に伴い薬の作用時間が短縮し，次の内服の前に効果が切れ，症状が変動するようになる．これを**ウェアリング・オフ**という（サイドメモ参照）．
- 罹患後5年で約半数の患者に起こるといわれている[1]．
- この患者では，朝の内服直後である9時頃はパーキンソン病の症状が目立たない「オン」の時間帯だったが，入浴後は次第に症状が出現し「オフ」になった．
- 動作緩慢（食事が進まない），声量低下はパーキンソン病による症状である．
- 歩こうとしても足が前に出ないのは「すくみ足」とよばれ，パーキンソン病の症状の1つである．

Q2. この患者に行うべき生活指導は何か？

A2 症状を医師に報告するよう勧める．転倒対策を行う．

- ウェアリング・オフに対しては，まずは薬剤の調整を行うことが多い．**オフが出現する時間帯や症状を医師に報告**するよう勧める．毎日の症状の変化を記載した症状日誌を使用することもある．症状日誌は各施設で独自に作成している場合もあるが，インターネット上でダウンロードが可能な資料もある[2]．
- パーキンソン病患者は**転倒**することが多い．姿勢反射障害（不意にバランスを崩すと立て直せない），すくみ足，ウェアリング・オフを認める患者に多いといわれている[3]．
  - ▶ パーキンソン病の進行や薬剤の副作用により**起立性低血圧**をきたすことがあり，転倒の一因となりうる．
  - ▶ 転倒歴がある場合は詳細を聴取し，**転倒しやすい状況を確認**する．必要に応じて自宅等の環境調整を行う．
- すくみ足がある場合は合図や目印があると歩きやすくなることがある．メトロノームの使用や「1・2・1・2」などの声掛けでリズムをとる，床にテープを貼ってまたげるようにする等で対応する．

Q3. この患者に起こりうる事故は何か？

A3 転倒，誤嚥・窒息である．

- "A2"のように，パーキンソン病患者は転倒しやすい．練習中に転倒した場合は，医師や看護師に報告し，**意識状態，バイタルサイン，疼痛や出血の有無を確認**する．出血や疼痛がある場合は当日の練習は中止し精査を行うことが推奨されている[4]．

- パーキンソン病の進行によっても嚥下障害が起こるが，オフ時は口腔内で食べ物が停滞し**誤嚥・窒息のリスク**となる．
- パーキンソン病患者では，誤嚥してもムセを認めない**不顕性誤嚥**であることが多いといわれている．
  ▶ 不顕性誤嚥を疑う所見としては，**湿性嗄声**(せいせい)（ガラガラして湿り気を含んだ声）や痰の増加，発熱等がある．
- 窒息を疑う所見としては，**顔面のチアノーゼ**（血中の酸素が欠乏し皮膚が青紫色になる），**咳嗽**や**発声困難**等がある．また，窒息をきたした場合，自然に首に手を当てる「チョークサイン」を取ることが多い．
- 窒息は呼吸困難から心肺停止，死に至る状態のため，緊急の対応が必要である．
- 窒息を発見した場合は周囲に助けを求め，まずはなるべく咳をして詰まっているものを喀出するよう促す．困難であれば用手的な異物除去を試みる．代表的な方法として腹部突き上げ法（ハイムリック法）がある．
- 誤嚥・窒息の予防として，とろみをつける，刻んだ形態にするなどの食形態の調整や，姿勢の調整を行う．
- **食事はなるべくオン時に摂る**よう調整する．

サイドメモ

ウェアリング・オフ現象，ジスキネジア

- ウェアリング・オフやジスキネジアはパーキンソン病の治療に伴う症状で**運動器合併症**とよばれる．治療薬のレボドパ（L-ドパ）に関係している．
- いずれも治療開始後5年程度で出現するといわれる．

◆ ウェアリング・オフ

- ウェアリング・オフはL-ドパの作用時間が短縮し，次の内服の前にパーキンソン病の症状が出現するため，症状の変動が起こることをいう．
- 薬剤の調製で対応することが多く，ドパミンの作用を持続させるような治療法を行う．
  ▶ 具体的には，L-ドパの投与回数を増やす，持続時間の長いドパミンアゴニストに変更する，MAO-B阻害薬やCOMT阻害薬などドパミン代謝を阻害するような薬剤を追加するなどがある．

◆ ジスキネジア

- ジスキネジアとは四肢や体幹をくねくねと動かすような運動で，本人の意図とは関係なく起こる．
- 代表的なのは，L-ドパが最もよく作用している時間帯にみられるpeak-doseジスキネジアである．
- ジスキネジアはパーキンソン病治療に伴って出現するため，ジスキネジアを完全に抑制しようとするとパーキンソン症状自体が増悪することがある．日常生活の阻害になる場合が治療対象となる．L-ドパや併用薬の減量，アマンタジンの開始が検討される．

文 献

1) 第3章 CQ2運動合併症に対する治療について．「パーキンソン病診療ガイドライン2018」（日本神経学会/監修），pp110-129，医学書院，2018
2) 大日本住友製薬パーキンソン病ステーション：パーキンソン病患者さんのための症状日誌［https://healthcare.ds-pharma.jp/disease/parkinson/knowledge/diary/（2019年7月閲覧）］
3) 千田圭二：在宅パーキンソン病患者の転倒対策．難病と在宅ケア，17（7）：45-48，2011
4) 第3章 安全対策．「リハビリテーション医療における安全管理・推進のためのガイドライン 第2版」（公益社団法人日本リハビリテーション医学会リハビリテーション医療における安全管理・推進のためのガイドライン策定委員会/編），pp60-97，診断と治療社，2018

D. 在宅

Case ⑪ 慢性心不全
～利尿薬治療中のめまい・ふらつき

桂井隆明

症例

◆ 症例情報

- **患　者**：82歳　男性
- **診断名**：慢性心不全憎悪
- **併存疾患**：高血圧，陳旧性心筋梗塞
- **内服薬**：アスピリン（バイアスピリン®），エナラプリル（レニベース®），ビソプロロール（メインテート®），フロセミド（ラシックス®），ランソプラゾール（タケプロン®）
  - ▶ 陳旧性心筋梗塞，慢性心不全の既往があり，かかりつけ医で抗血小板薬（アスピリン），利尿薬（フロセミド）と降圧薬（エナラプリル，ビソプロロール），プロトンポンプ阻害薬（ランソプラゾール）を処方され，内服していた．
  - ▶ 塩辛い物が好きで，塩分制限ができずにいた．
- **現病歴**：2週間前に急性の呼吸困難が出現し，近医に救急搬送され，心不全増悪で入院となった．
  - ▶ 入院中は当初はフロセミドの静脈注射で加療され，全身状態改善後は経口の利尿薬が増量（フロセミド40mg/日）となり1週間前に自宅退院となった．
  - ▶ 入院を契機に若干ADLの低下を認め，自宅での活動維持等の目的で訪問リハビリテーションが開始となった．

◆ 初回訪問日

- 意識清明，血圧134/72 mmHg，脈拍72回/分．
  - ▶ 特に特記する自覚症状なし．
- 自宅内外での動作確認，自主トレーニング指導などを行い終了とした．

◆ 2回目訪問日

- 意識清明，血圧 129/68 mmHg，脈拍 74回/分．
- 風邪をひいて少し下痢をしているとのこと．食欲はあり，下痢以外の自覚症状は特にない．全身状態も大きな変化はなく前回と同様の練習を行い終了とした．

◆ 3回目訪問日

- 意識清明，血圧 101/54 mmHg，脈拍 80回/分．
- 前回練習日以降，下痢は改善したが全身倦怠感とめまい感があり，食欲がないという訴えあり．
- 家族から見ても歩行にふらつきがみられるようになったという．転倒はしていない．

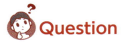
Question

Q1. 3回目の訪問時，患者に何が生じていると考えられるか？

Q2. 3回目の訪問時に練習は継続するべきか？

Q3. 今後練習を継続していくにあたって確認することは何か？

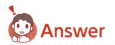 Answer

Q1. 3回目の訪問時，患者に何が生じていると考えられるか？

A1 脱水や低K血症が生じている可能性がある．

- 本症例は3回目の練習で若干**血圧低下**が生じており，また**食思不振・ふらつき**が生じている．
- 入院中に利尿薬が増量されており，利尿による水分や電解質の喪失を生じている危険性がある．
  ▶ 下痢による水分や電解質の喪失もそれを助長する可能性がある．
  ▶ 食思不振から水分や電解質の摂取不足があることも予想される．
  ▶ **脱水や電解質異常を疑う必要がある．**

Q2. 3回目の訪問時に練習は継続するべきか？

A2 練習中止を考慮する必要がある．

- 「リハビリテーション医療における安全管理・推進のためのガイドライン」では"新規に発症しためまいがある場合には，中枢性神経疾患や循環器疾患などの重篤な疾患の可能性もある．このような疾患を疑う場合，原因が不明である場合や，その他のバイタルサインの異常を伴う場合には，当日の訓練は中止として，精査を行うことを推奨する"とされている[1]．
- 本症例では**新規のめまい感と歩行のふらつき**を認めており，また普段に比べると**血圧の低下**も認めており，練習を中止することが望ましい．

Q3. 今後練習を継続していくにあたって確認することは何か？

A3 自覚症状の変化，浮腫の有無，体重変化を確認する必要がある．

- 今後も同様のエピソードの再発や，逆に利尿薬減量に伴い心不全の再燃の可能性もある．
- **労作時の呼吸困難感**や，**浮腫**の出現などを確認することが必要である．
- 脱水や水分貯留は**体重変化**で観察することが可能であり（サイドメモ参照），体重を確認することも必要である．

その後の経過

- 3回目訪問日当日は本人の倦怠感の訴えもあったことから練習は中止した．訪問リハビリテーション処方医に連絡をして，近日中の受診の指示を受けたために患者にその旨を伝えた．
- 次の日に家族付き添いでかかりつけ医を受診したところ，採血で尿素窒素値の上昇，低K血症（2.6 mEq/L）を認めた．
  - 外来で維持輸液（3号液）（ソルデム®3）の点滴を受けた．
  - カリウム製剤が処方され，飲水励行の生活指導も行われた．
  - 利尿薬の減量（フロセミド 40 mg → 30 mg/日）がされ，3日後の再診となった．
- 再診時血清K値は正常化し，本人の自覚症状や食欲も改善した．

サイドメモ

体重測定の必要性

- 心不全の増悪症状の自己観察とともに，毎日の体重測定は心不全の症状の早期発見のために重要である．
- **短期間での体重増加**は心不全の増悪を示唆するため，心不全再発予防において重要な所見となる．
  - 定期的な体重測定を行うことで，早期の心不全増悪徴候に気づくことが可能となり，症状の重症化を防止できる．
- 逆に過度な体重の低下は脱水を示唆し，過度な利尿などの早期発見に有効である．

文献

1) 「リハビリテーション医療における安全管理・推進のためのガイドライン第2版」（公益社団法人日本リハビリテーション医学会 リハビリテーション医療における安全管理・推進のためのガイドライン策定委員会/編），診断と治療社，2018

D. 在宅

Case ⑫ 骨粗鬆症
～在宅患者に生じた心窩部不快感

宮越浩一

症例

◆ 症例情報
- **患　者**：89歳　女性
- **診断名**：骨粗鬆症，多発脊椎圧迫骨折
  - ▶ 近所の整形外科診療所にかかりつけであった．骨粗鬆症による多発脊椎圧迫骨折あり，3年前よりアレンドロネート内服となっていた．
  - ▶ 最近になって腰痛を訴え，活動性低下を生じているため，訪問リハビリテーションが開始となった．
- 腰痛に対してはロキソプロフェンが頓用で追加処方されていた．
- **内服薬**：アレンドロネート（ボナロン®）起床後1日1回・内服（毎日），
  ロキソプロフェン（ロキソニン®）頓用

◆ 初回訪問時
- 意識清明，血圧120/70 mmHg，脈拍75回/分・整．
- **認知症**のため，軽度の記憶障害があった．
  - ▶ 改訂長谷川式簡易知能スケール：HDS-Rは18点であった（HDS-R20点以下は認知症の疑いあり）．
- 軽度の腰痛の訴えがあった．
  - ▶ 円背著明であり，歩行器歩行であった．
  - ▶ 屋内歩行も不安定であり，転倒の危険性があるため，週に1回程度の訪問リハビリテーションを実施することとなった．
- 腰痛が持続しているため，頓用のロキソプロフェンは1日2～3回内服していた．

◆ 4回目訪問時（訪問リハビリテーション開始から1カ月経過）
- 1週間前から心窩部不快感・胸焼けが持続しているとの訴えがあった．症状は空腹時に強いとの訴えがあった．
- バイタルサインには異常なく，外見上も全身状態には変化はないように見えた．
- 本人はいつものように歩行練習を実施することを希望していた．

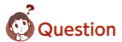

Question

Q1. 心窩部不快感の原因として何が疑われるか？

Q2. 当日の練習は実施可能か？

Q3. 患者に対してどのようにアドバイスするか？

Q4. 翌日以降の練習は実施可能か？

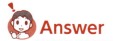 **Answer**

Q1. 心窩部不快感の原因として何が疑われるか？

A1　薬剤性の上部消化管障害が疑われる．

- アレンドロネート，ロキソプロフェンのいずれも上部消化管障害の副作用がある薬剤である．
- 頓用の**ロキソプロフェンを高頻度に使用している**ことに注意が必要である．
- **アレンドロネート**などのビスホスホネート製剤は空腹時に内服すること，内服した後は臥床しないことなど，**服薬方法の遵守**が必要である．
  - ▶ 高齢者や認知機能が低下した患者では，服薬方法が遵守できないことがある．
  - ▶ アレンドロネートには1日に1回内服，1週間に1回内服の製剤があるが，1日1回内服の製剤で上部消化管障害は高頻度に発生する．

Q2. 当日の練習は実施可能か？

A2　全身状態は安定しており，練習の実施は可能と思われる．

- 胸焼けの訴えであり，上部消化管障害が疑われている．
- 1週間前から生じた慢性的な症状であり，重篤な合併症を生じているとは考えにくい．
- 症状やバイタルサインの変化に注意し，状態変化があったら練習を中止して，医療機関の受診を勧める必要がある．

Q3. 患者に対してどのようにアドバイスするか？

A3　早め（当日〜翌日）にかかりつけ医に相談することを勧める．

- 虚血性心疾患においても心窩部不快感を訴えることがある．高齢者や認知機能が低下している患者では，胸痛の訴えが不明瞭な場合もある．
- 上部消化管障害においても，潰瘍からの出血や穿孔を生じる場合がある．出血によるショックや，穿孔による腹膜炎を生じる場合もある．
- 早めに診断を確定することが望ましく，薬剤の変更も考慮する必要がある．

Q4. 翌日以降の練習は実施可能か？

A4　症状の増悪やバイタルサインの変動がなければ実施可能である．

- かかりつけ医に受診したか，確認が必要である．認知機能が低下している場合では，アドバイスされたことを記憶していない可能性がある．

サイドメモ

薬剤による上部消化管障害（表1）

- 内服薬は消化管から吸収されるものであり，食道・胃・十二指腸などの上部消化管の副作用は比較的高頻度にみられる．
- NSAIDsの坐剤やステロイドの注射など，内服薬以外でも上部消化管の副作用は生じることがある．
- 上部消化管の障害としては胃炎の頻度が高い．この場合，胃のもたれ・食思不振など軽度の症状のみであることが多い．
- 胃潰瘍・十二指腸潰瘍に至る場合もある．潰瘍からの出血や穿孔を生じた場合には早急な処置が必要となる．
- リスクのある**薬剤を複数併用**することで，副作用の危険性はさらに上昇する（例：NSAIDsとステロイドやビスホスホネートの組合わせなど）．
- **抗血栓薬**との組合わせで重篤な出血を生じる場合がある．

表1 ● 上部消化管障害を生じる可能性がある代表的な薬剤

分類	薬剤	第2章参照
非ステロイド性抗炎症薬（NSAIDs）	ロキソプロフェン（ロキソニン®） ジクロフェナク（ボルタレン®） 　など多数	A-①（p.34）
ステロイド	プレドニゾロン（プレドニゾロン，プレドニン®） メチルプレドニゾロン（メドロール®） ヒドロコルチゾン（コートリル®） デキサメタゾン（デカドロン®） ベタメタゾン（リンデロン®）	A-②（p.38）
ビスホスホネート	エチドロネート（ダイドロネル®） アレンドロネート（フォサマック®，ボナロン®） リセドロネート（アクトネル®，ベネット®）	D-①（p.83）
抗うつ薬（SSRI）	フルボキサミン（デプロメール®，ルボックス®） パロキセチン（パキシル®） セルトラリン（ジェイゾロフト®）	C-②（p.74）

上部消化管障害予防のために使用される薬剤（表2）

- NSAIDsなどが処方される場合には予防的に粘膜増強薬が併用されることが多い．
- 潰瘍形成のリスクが高い場合では，PPIやPG製剤が併用されることが多い．

表2　上部消化管障害予防のために使用される薬剤

分類	薬剤	第2章参照
粘膜増強薬	テプレノン（セルベックス®） レバミピド（ムコスタ®）	H-① (p.144)
プロトンポンプ阻害薬（PPI）	オメプラゾール（オメプラール®） ランソプラゾール（タケプロン®） エソメプラゾール（ネキシウム®） ラベプラゾール（パリエット®）	
PG製剤	ミソプロストール（サイトテック®）	

薬剤名索引

※商品名は**太字**で示す

数字・欧文

5-FU	156
A型ボツリヌス毒素	63
D–マンニトール	129
EPA	96
EPA/DHA製剤	96
L–アスパラギナーゼ	158
L–ドパ	54
L–ドパ・カルビドパ	54
L–ドパ・カルビドパ・エンタカポン	54
L–ドパ・ベンセラジド	54
MSコンチン	165
N–メチルスコポラミン	144

和文

ア

アーガメイト	103
アーチスト	115, 124
アーテン	54
アービタックス	157
アイソボリン	158
アイトロール	120, 124
アカルディ	125
アカルボース	91
アキシチニブ	157
アクチノマイシンD	155
アクチバシン	46
アクテムラ	88
アクトス	91
アクトネル	83
アクリジニウム	140
アクロマイシン	172
アザルフィジンEN	88
アシクロビル	178
アジスロマイシン	172
アシノン	144
アジルサルタン	110
アジルバ	110
アジレクト	54
アスパルト	92
アスピリン	34, 106
アスピリン	34
アスペノン	115
アセタゾラミド	129
アセトアミノフェン	34
アゼルニジピン	110
アゾセミド	129
アダラート	110, 120
アダリムマブ	88
アデノシン三リン酸（ATP）	116
アデホス	116
アテレック	110
アドリアシン	155
アトルバスタチン	96
アドレナリン	125, 133
アトロピン	116
アトロピン	116
アトロベント	140
アナグリプチン	91
アナストロゾール	157
アナフラニール	66
アバスチン	157
アバタセプト	88
アバプロ	110
アピキサバン	106
アピドラ	92
アファチニブ	157
アフィニトール	157
アブストラル	166
アプリンジン	115
アプルウェイ	91
アプレゾリン	124
アプレピタント	151
アポカイン	54
アポモルヒネ	54
アマリール	91
アマンタジン	55, 178
アミオダロン	115
アミカシン	172
アミカシン硫酸塩	172
アミサリン	115
アミティーザ	149
アミトリプチリン	66
アミノフィリン	140
アムルビシン	155
アムロジピン	110, 120
アムロジン	110, 120
アメジニウム	133
アモキシシリン	172
アモキシシリン・クラブラン酸	172
アモバン	79
アラセプリル	110
アリクストラ	106
アリセプト	59
アリミデックス	157
アリムタ	156
アリロクマブ	96
アルガトロバン	46
アルギン酸ナトリウム	145
アルケラン	155
アルサルミン	145
アルダクトンA	124, 129
アルテプラーゼ	46
アルファカルシドール	83
アルファロール	83
アルプラゾラム	75
アルプロスタジル	138
アルプロスタジルアルファデクス	138
アルベカシン	172
アルミゲル	144
アルロイドG	145
アレクチニブ	157
アレグラ	43
アレジオン	43
アレセンサ	157

アレビアチン … 49	インテバン … 34	エピルビシン … 155
アレロック … 43	インデラル … 111, 115	エピレオプチマル … 49
アレンドロネート … 83	インドメタシン … 34	エフィエント … 106
アローゼン … 148	インフリキシマブ … 88	エフピー … 54
アロキシ … 151	インライタ … 157	エブランチル … 66
アログリプチン … 91		エプレレノン … 124, 129
アロマシン … 157	**ウ**	エペリゾン … 63
アンカロン … 115	ヴォトリエント … 157	エベロリムス … 157
アンピシリン … 172	ウブレチド … 66	エポエチンアルファ … 103
アンピシリン・スルバクタム	ウメクリジニウム … 140	エポエチンベータ … 103
… 172	ウラピジル … 66, 111	エポエチンベータペゴル … 103
アンピロキシカム … 34	ウロキナーゼ … 46	エポジン … 103
アンペック … 165	ウロナーゼ … 46	エホチール … 133
		エボロクマブ … 96
イ	**エ**	エリキュース … 106
イーケプラ … 49	エースコール … 110	エリスロシン … 172
イーシー・ドパール … 54	エキセナチド … 92	エリスロマイシン … 172
イグザレルト … 106	エキセメスタン … 157	エリル … 46
イクセロン … 59	エクア … 91	エルプラット … 155
イグラチモド … 88	エクザール … 156	エルロチニブ … 157
イストラデフィリン … 55	エクサシン … 172	エロビキシバット … 149
イセパマイシン … 172	エクセグラン … 49	エンクラッセ … 140
イソプレナリン … 116	エクリラ … 140	塩酸バンコマイシン … 173
イダマイシン … 155	エスタゾラム … 79	エンタカポン … 54
イダルビシン … 155	エスポー … 103	エンドキサン … 155
一硝酸イソソルビド … 120, 124	エゼチミブ … 96	エンパグリフロジン … 91
イナビル … 178	エソメプラゾール … 144	エンブレル … 88
イノバン … 125, 133	エタネルセプト … 88	
イブプロフェン … 34	エダラボン … 46	**オ**
イプラグリフロジン … 91	エチゾラム … 75	オイグルコン … 91
イプラトロピウム … 140	エチドロネート … 83	オーキシス … 140
イホスファミド … 155	エチレフリン … 133	オーグメンチン … 172
イホマイド … 155	エドキサバン … 106	オキサリプラチン … 155
イマチニブ … 157	エトスクシミド … 49	オキシコドン … 165
イミダプリル … 110	エトドラク … 34	オキシコンチン … 165
イミプラミン … 66	エトポシド … 156	オキシブチニン … 66
イミペネム・シラスタチン … 172	エナラプリル … 110, 124	オキノーム … 165
イメンド … 151	エノキサパリン … 106	オキファスト … 165
イリノテカン … 156	エバスチン … 43	オザグレル … 46
イルベサルタン … 110	エバステル … 43	オゼックス … 173
イレッサ … 157	エパデール … 96	オセルタミビル … 178
インダカテロール … 140	エピナスチン … 43	オノアクト … 115, 124
インダパミド … 129	エピペン注射液 … 133	オパルモン … 138

※商品名は**太字**で示す

オプジーボ	157	
オプソ	165	
オフロキサシン	173	
オマリグリプチン	92	
オメプラール	144	
オメプラゾール	144	
オラスポア	171	
オラセフ	171	
オランザピン	70, 151	
オリベス	115	
オルミエント	88	
オルメサルタン	110	
オルメテック	110	
オレンシア	88	
オロパタジン	43	
オングリザ	91	
オンコビン	156	
オンブレス	140	

カ

カイトリル	151
カコージン	133
ガスター	144
ガストロゼピン	144
カソデックス	157
カタクロット	46
カタボン	133
カナグリフロジン	91
カナグル	91
カナマイシン	172
カナマイシン	172
カバサール	54
ガバペン	49
ガバペンチン	49
カプトプリル	110
カプトリル	110
カペシタビン	156
カベルゴリン	54
ガランタミン	59
カリメート	103
カルシトリオール	83
カルセド	155
カルタン	103
カルデナリン	111
カルバマゼピン	49
カルブロック	110
カルベジロール	115, 124
カルベニン	172
カルペリチド	129
カルボプラチン	155
カルメロース	148
カロナール	34
乾燥水酸化アルミニウムゲル	144
カンデサルタン	110, 124
カンプト	156

キ

キサンボン	46
キックリン	103
キナプリル	110
ギャバロン	63
キュバール	140
キロサイド	156

ク

グーフィス	149
クエストラン	96
クエチアピン	70
クエン酸第二鉄	103
グラクティブ	91
グラニセトロン	151
クラビット	173
クラフォラン	171
クラリシッド	172
クラリス	172
クラリスロマイシン	172
クラリチン	43
グラルギン	92
グリクラジド	91
グリコピロニウム	140
グリセオール	129
グリセリン	149
グリセリン浣腸	149
クリゾチニブ	157
グリベック	157
グリベンクラミド	91
グリミクロン	91
グリメピリド	91
グルコバイ	91
グルファスト	92
グルリジン	92
クレキサン	106
クレストール	96
クレメジン	103
クレンブテロール	140
クロキサゾラム	75
クロチアゼパム	75
クロナゼパム	49
クロバザム	49
クロピドグレル	106
クロミプラミン	66
クロルジアゼポキシド	75
クロルフェニラミン	43

ケ

ケアラム	88
ケイキサレート	103
ケトチフェン	43
ゲフィチニブ	157
ケブザラ	88
ケフラール	171
ケフレックス	171
ゲムシタビン	156
ゲンタシン	172
ゲンタマイシン	172

コ

コアキシン	171
合成ケイ酸アルミニウム	144
合成ケイ酸アルミニウム	144
コートリル	38
コートン	38
コスメゲン	155
ゴセレリン	157
コデイン	165
コデインリン酸塩	165
コナン	110
コニール	110, 120
コムタン	54

コリオパン	………………	144
ゴリムマブ	………………	88
コルチゾン	………………	38
コルベット	………………	88
コレスチミド	………………	96
コレスチラミン	………………	96
コレバイン	………………	96
コロネル	………………	148
コンスタン	………………	75
コントール	………………	75

サ

ザーコリ	………………	157
ザイザル	………………	43
サイトテック	………………	145
サインバルタ	………………	75
サキサグリプチン	………………	91
サクシゾン	………………	38
ザジテン	………………	43
ザナミビル	………………	178
ザファテック	………………	92
サムスカ	………………	129
サラゾスルファピリジン	……	88
サリドマイド	………………	158
サリルマブ	………………	88
サルタノール	………………	140
サルブタモール	………………	140
サルメテロール	………………	140
サレド	………………	158
サワシリン	………………	172
酸化マグネシウム	… 144,	148
ザンタック	………………	144
サンリズム	………………	115

シ

ジアゼパム	…………… 49,	75
シーブリ	………………	140
ジェイゾロフト	………………	74
ジェムザール	………………	156
ジオクチルソジウムスルホサク		
シネート・カサンスラノール		
（DSS 合剤）	………………	148
ジオトリフ	………………	157
シグマート	………………	120

ジクロフェナク	………………	34
シクロホスファミド	………………	155
ジゴキシン	………………	125
ジゴキシン	………………	125
ジゴシン	………………	125
ジスチグミン	………………	66
シスプラチン	………………	155
ジスロマック	………………	172
ジソピラミド	………………	115
シタグリプチン	………………	91
シタラビン	………………	156
シナカルセト	………………	103
ジフェンヒドラミン	………………	43
ジフェンヒドラミン合剤	……	151
ジプレキサ	………… 70,	151
シプロキサン	………………	173
シプロフロキサシン	………………	173
シプロヘプタジン	………………	43
ジベトス	………………	91
シベノール	………………	115
シベンゾリン	………………	115
シムジア	………………	88
シメチジン	………………	144
ジャディアンス	………………	91
ジャヌビア	………………	91
シュアポスト	………………	92
重曹	………………	144
硝酸イソソルビド	… 120,	124
ジョサマイシン	………………	172
ジョサマイシン	………………	172
ジルチアゼム …… 110, 115,		120
ジルテック	………………	43
シルニジピン	………………	110
シロスタゾール	………………	106
シンバスタチン	………………	96
シンビット	………………	115
シンポニー	………………	88
シンメトレル	………… 55,	178
新レシカルボン	………………	149
シンレスタール	………………	96

ス

水酸化マグネシウム	………	148

スイニー	………………	91
水溶性プレドニン	………………	38
スインプロイク	………………	149
スーグラ	………………	91
スーテント	………………	157
スクラルファート	………………	145
スクロオキシ水酸化鉄 ……		103
スターシス	………………	92
スタレボ	………………	54
スチバーガ	………………	157
ストレプトマイシン	………………	172
スニチニブ	………………	157
スピリーバ	………………	140
スピロノラクトン	…… 124,	129
スピロペント	………………	140
スプリセル	………………	157
スボレキサント	………………	79
スルピリド	………………	144
スルファメトキサゾール・		
トリメトプリム	………………	173
スルペラゾン	………………	171
スロンノン HI	………………	46

セ

セイブル	………………	91
セスデン	………………	144
セタプリル	………………	110
ゼチーア	………………	96
セチプチリン	………………	74
セチリジン	………………	43
セツキシマブ	………………	157
セニラン	………………	75
セパゾン	………………	75
セパミット	………………	110
セファクロル	………………	171
セファゾリン	………………	171
セファメジンα	………………	171
セファレキシン	………………	171
セファロチン	………………	171
セフィキシム	………………	171
セフェピム	………………	171
セフォゾプラン	………………	171
セフォタキシム	………………	171

※商品名は**太字**で示す

セフォタックス ……………… 171
セフォチアム ………………… 171
セフォペラゾン・スルバクタム
 …………………………………… 171
セフカペンピボキシル ……… 171
セフジトレンピボキシル …… 171
セフジニル …………………… 171
セフスパン …………………… 171
セフゾン ……………………… 171
セフタジジム ………………… 171
セフトリアキソン …………… 171
セフポドキシムプロキセチル
 …………………………………… 171
セフミノクス ………………… 171
セフメタゾール ……………… 171
セフメタゾン ………………… 171
セフロキサジン ……………… 171
セフロキシムアキセチル …… 171
セベラマー ……………………… 103
セララ …………………… 124, 129
セルシン ……………………… 75
セルトラリン …………………… 74
セルトリズマブ・ペゴル ……… 88
セルベックス ………………… 145
ゼルヤンツ …………………… 88
セレギリン ……………………… 54
セレコキシブ …………………… 34
セレコックス ………………… 34
セレネース ……………… 70, 151
セレベント …………………… 140
ゼローダ ……………………… 156
セロクエル …………………… 70
セロケン ………………… 111, 115
センナ …………………………… 148
センノシド ……………………… 148

ソ

ゾシン ………………………… 172
ソタコール …………………… 115
ソタロール ……………………… 115
ゾニサミド ………………… 49, 55
ゾピクロン …………………… 79
ゾビラックス ………………… 178

ゾフルーザ …………………… 178
ゾラデックス ………………… 157
ソラナックス ………………… 75
ソラフェニブ ………………… 157
ソリフェナシン ………………… 66
ソル・コーテフ ……………… 38
ゾルピデム ……………………… 79
ソル・メドロール …………… 38
ゾレドロネート ………………… 83

タ

ダイアート …………………… 129
ダイアップ …………………… 49
ダイアモックス ……………… 129
ダイドロネル …………………… 83
ダイピン ……………………… 144
ダウノマイシン ……………… 155
ダウノルビシン ………………… 155
タガメット …………………… 144
ダカルバジン …………………… 155
ダカルバジン ………………… 155
タキソール …………………… 156
タキソテール ………………… 156
ダクチル ……………………… 144
タクロリムス …………………… 88
タケキャブ …………………… 144
タケプロン …………………… 144
ダサチニブ ……………………… 157
タシグナ ……………………… 157
タゾバクタム・ピペラシリン
 …………………………………… 172
タナトリル …………………… 110
ダパグリフロジン ……………… 91
ダビガトラン …………………… 106
タペンタ ……………………… 166
タペンタドール ………………… 166
タミフル ……………………… 178
タムスロシン …………………… 66
タモキシフェン ………………… 156
タリビッド …………………… 173
タリペキソール ………………… 54
タルセバ ……………………… 157
ダルベポエチンアルファ …… 103

炭酸カルシウム ………………… 103
炭酸水素ナトリウム …… 144, 149
炭酸ランタン …………………… 103
炭素 ……………………………… 103
ダントリウム ………………… 63
ダントロレン …………………… 63
タンボコール ………………… 115

チ

チアマゾール ………………… 99
チウラジール ………………… 99
チエナム ……………………… 172
チオトロピウム ………………… 140
チクロピジン …………………… 106
チザニジン ……………………… 63
チメピジウム …………………… 144
チャルドール ………………… 148
チラーヂンＳ ………………… 99
チロナミン …………………… 99

テ

ティーエスワン ……………… 156
ディオバン …………………… 110
テオドール …………………… 140
テオフィリン …………………… 140
デカドロン …………………… 38
テガフール・ギメラシル・
 オテラシルＫ ………………… 156
デキサメタゾン ………………… 38
デグルデク …………………… 92
テグレトール ………………… 49
テシプール …………………… 74
デテミル ………………………… 92
テトラサイクリン ……………… 172
テトラミド …………………… 74
テネリア ……………………… 91
テネリグリプチン ……………… 91
テノーミン ……………… 111, 115
デノスマブ ……………………… 83
デパケン ……………………… 49
デパス ………………………… 75
テプレノン ……………………… 145
デプロメール ………………… 74
デベルザ ……………………… 91

薬剤名	頁
デメチルクロルテトラサイクリン	172
テモカプリル	110
テモゾロミド	155
テモダール	155
デュラグルチド	92
デュロキセチン	75
デュロテップ MT	166
テリパラチド	83
テリボン	83
テルネリン	63
テルミサルタン	110
テレミンソフト	148

ト

ドキサゾシン	111
ドキシサイクリン	172
ドキシル	155
ドキソルビシン	155
ドグマチール	144
トコフェロール	96
トシリズマブ	88
トスフロキサシン	173
ドセタキセル	156
ドネペジル	59
ドパストン	54
ドパゾール	54
ドパミン	125, 133
トピナ	49
トピラマート	49
トファシチニブ	88
ドプス	55, 134
ドブタミン	125, 133
ドブトレックス	133
ドブポン	125, 133
トブラシン	172
トフラニール	66
トブラマイシン	172
トホグリフロジン	91
ドミン	54
トライコア	96
トラスツズマブ	157
トラセミド	129
トラゼンタ	91
トラベルミン	151
トラマール	165
トラマドール	165
トリアゾラム	79
トリアムシノロン	38
トリクロルメチアジド	111, 129
トリプタノール	66
トリヘキシフェニジル	54
ドルナー	138
トルバプタン	129
トルリシティ	92
トレアキシン	155
トレシーバ	92
トレドミン	75
トレラグリプチン	92
トレリーフ	55
ドロキシドパ	55, 134
ドンペリドン	151

ナ

ナイキサン	34
ナウゼリン	151
ナテグリニド	92
ナトリックス	129
ナフトピジル	66
ナプロキセン	34
ナベルビン	156
ナルデメジン	149

ニ

ニカルジピン	110
ニコランジル	120
ニザチジン	144
ニソルジピン	110
ニトラゼパム	79
ニトレンジピン	110
ニトロール	120, 124
ニトログリセリン	120, 124
ニトロペン	120, 124
ニバジール	110
ニフェカラント	115
ニフェジピン	110, 120
ニボルマブ	157
ニュープロ	54
ニューロタン	110
ニルバジピン	110
ニロチニブ	157

ネ

ネオシネジン	133
ネオドパストン	54
ネオフィリン	140
ネキシウム	144
ネクサバール	157
ネシーナ	91
ネスプ	103
ネルボン	79

ノ

濃グリセリン	129
ノウリアスト	55
ノギテカン	156
ノバスタン HI	46
ノバミン	151
ノバントロン	155
ノボラピッド	92
ノボリン N	92
ノボリン R	92
ノリトレン	74
ノルアドリナリン	133
ノルアドレナリン	133
ノルトリプチリン	74
ノルバスク	110
ノルバデックス	156
ノルフロキサシン	173

ハ

ハーセプチン	157
パーロデル	54
バイアスピリン	106
バイエッタ	92
ハイカムチン	156
ハイペン	34
バイミカード	110
バイロテンシン	110
パキシル	74

※商品名は**太字**で示す

バキソ　34
バクシダール　173
バクタ　173
バクトラミン　173
パクリタキセル　156
バクロフェン　63
パセトシン　172
パゾパニブ　157
バップフォー　66
パナルジン　106
バナン　171
パニツムマブ　157
パニペネム・ベタミプロン　172
ハベカシン　172
バラシクロビル　178
パラプラチン　155
バランス　75
パリエット　144
バリシチニブ　88
パルクス　138
バルコーゼ　148
バルサルタン　110
ハルシオン　79
バルトレックス　178
ハルナール　66
バルプロ酸　49
パルミコート　140
パルモディア　96
バロキサビル・マルボキシル　178
パロキセチン　74
ハロスポア　171
パロノセトロン　151
ハロペリドール　70, 151
バンコマイシン　173
パンスポリン　171
ハンプ　129

ヒ

ピートル　103
ビーマス　148
ピオグリタゾン　91
ビカルタミド　157
ビキサロマー　103
ビクシリン　172
ビクトーザ　92
ピコスルファート　148
ピコダルム　148
ビサコジル　148
ビ・シフロール　54
ビソノテープ　111, 115, 124
ビソプロロール　111, 115, 124
ピタバスタチン　96
ビダラビン　178
ビダラビン　178
ビデュリオン　92
ヒトインスリン　92
ヒドララジン　124
ヒドロクロロチアジド　111, 129
ヒドロクロロチアジド　111, 129
ヒドロコルチゾン　38
ビノレルビン　156
ビブラマイシン　172
ピペラシリン　172
ピペリドレート　144
ヒベルナ　43
ピムロ　148
ピモベンダン　125
ヒューマリンN　92
ヒューマリンR　92
ヒューマログ　92
ヒュミラ　88
ピルシカイニド　115
ビルダグリプチン　91
ピレンゼピン　144
ピロキシカム　34
ビンクリスチン　156
ビンデシン　156
ビンブラスチン　156

フ

ファーストシン　171
ファスジル　46
ファスティック　92
ファムシクロビル　178
ファムビル　178
ファモチジン　144
ファルモルビシン　155
ファロペネム　172
ファロム　172
フィルデシン　156
フェキソフェナジン　43
フェソロデックス　156
フェニトイン　49
フェニレフリン　133
フェノテロール　140
フェノバール　49
フェノバルビタール　49
フェノフィブラート　96
フェマーラ　157
フェルデン　34
フェンタニル　166
フェンタニル注射液　166
フェントス　166
フォサマック　83
フォシーガ　91
フォスブロック　103
フォルテオ　83
フォンダパリヌクス　106
ブシラミン　88
ブスコパン　144
ブスルファン　155
ブスルフェクス　155
ブチルスコポラミン　144
ブデソニド　140
ブトロピウム　144
ブホルミン　91
プラザキサ　106
プラスグレル　106
プラバスタチン　96
プラビックス　106
プラミペキソール　54
プラリア　83
プラルエント　96
フランドル　120, 124
フリバス　66

薬剤名	ページ
プリミドン	49
プリミドン	49
プリンペラン	151
フルイトラン	111, 129
フルオロウラシル	156
フルカム	34
プルゼニド	148
フルタイド	140
フルチカゾン	140
フルバスタチン	96
ブルフェン	34
フルベストラント	156
フルボキサミン	74
フルマリン	171
ブレオ	155
ブレオマイシン	155
フレカイニド	115
プレガバリン	34
プレタール	106
プレドニゾロン	38
プレドニゾロン	38
プレドニン	38
プロカインアミド	115
プロカテロール	140
プログラフ	88
プロクロルペラジン	151
プロサイリン	138
プロスタンディン	138
フロセミド	111, 129
プロタノール	116
ブロチゾラム	79
プロテカジン	144
プロノン	115
プロパジール	99
プロパフェノン	115
プロ・バンサイン	144
プロパンテリン	144
プロピベリン	66
プロピルチオウラシル	99
プロブコール	96
プロプラノロール	111, 115
ブロプレス	110, 124
ブロマゼパム	75
プロマック	145
プロメタジン	43
フロモキセフ	171
ブロモクリプチン	54
フロモックス	171

ヘ

薬剤名	ページ
ベイスン	91
ベクティビックス	157
ベクロメタゾン	140
ベサコリン	66
ベザトールSR	96
ベザフィブラート	96
ベシケア	66
ベタニス	66
ベタネコール	66
ベタメタゾン	38
ベニジピン	110, 120
ペニシリンGカリウム	172
ベネット	83
ベネトリン	140
ベハイド	111, 129
ベバシズマブ	157
ヘパリン	106
ヘパリンCa	106
ヘパリンナトリウム	106
ペプシド	156
ペマフィブラート	96
ペメトレキセド	156
ベラパミル	115, 120
ベラプロスト	138
ペラミビル	178
ペリアクチン	43
ベルケイド	157
ペルゴリド	54
ペルジピン	110
ベルソムラ	79
ヘルベッサー	110, 115, 120
ペルマックス	54
ベロテック	140
ベンコール	148
ベンザリン	79
ベンジルペニシリン	172
ベンダムスチン	155
ベンチルヒドロクロロチアジド	111, 129
ペントシリン	172

ホ

薬剤名	ページ
ボグリボース	91
ボスミン	125, 133
ホスレノール	103
ボトックス	63
ボナロン	83
ボノプラザン	144
ボラキス	66
ポラプレジンク	145
ポララミン	43
ポリエチレンスルホン酸カルシウム	103
ポリカルボフィル	148
ポリスチレンスルホン酸ナトリウム	103
ホリゾン	75
ホリナート	158
ポリフル	148
ボルタレン	34
ボルテゾミブ	157
ポルトラック	148
ホルモテロール	140
ポンタール	34

マ

薬剤名	ページ
マイスタン	49
マイスリー	79
マイトマイシン	155
マイトマイシンC	155
マキシピーム	171
マグミット	144, 148
マドパー	54
マプロチリン	74
マリゼブ	92
マンニットール	129

ミ

薬剤名	ページ
ミアンセリン	74
ミオコール	120, 124

※商品名は**太字**で示す

ミオナール … 63	**メバロチン** … 96	**ランダ** … 155
ミカルディス … 110	メフェナム酸 … 34	**ランタス XR** … 92
ミグリトール … 91	**メプチン** … 140	**リ**
ミソプロストール … 145	**メマリー** … 59	**リーゼ** … 75
ミチグリニド … 92	メマンチン … 59	**リウマトレックス** … 88
ミトキサントロン … 155	**メルカゾール** … 99	リオチロニン … 99
ミドドリン … 133	**メルファラン** … 155	**リオナ** … 103
ミノサイクリン … 172	**メロペネム** … 172	**リオレサール** … 63
ミノマイシン … 172	**メロペン** … 172	リキシセナチド … 92
ミラベグロン … 66	**モ**	**リキスミア** … 92
ミラペックス … 54	**モダシン** … 171	**リクシアナ** … 106
ミリステープ … 120, 124	**モニラック** … 148	**リクラスト** … 83
ミルセラ … 103	モルヒネ … 165	リシノプリル … 124
ミルナシプラン … 75	モルヒネ塩酸塩注射液 … 165	**リスパダール** … 70
ミルマグ … 148	**ユ**	**リスパダールコンスタ** … 70
ミルリーラ … 125	**ユーロジン** … 79	リスプロ … 92
ミルリノン … 125	**ユナシン S** … 172	リスペリドン … 70
ム	**ユベラ N** … 96	**リスミー** … 79
ムコスタ … 145	**ヨ**	**リズミック** … 133
無水リン酸二水素ナトリウム … 149	ヨウ化カリウム … 99	**リスモダン** … 115
メ	**ヨウ化カリウム** … 99	リセドロネート … 83
メイアクト MS … 171	**ラ**	**リツキサン** … 157
メイセリン … 171	**ラキソベロン** … 148	リツキシマブ … 157
メイラックス … 75	ラクチトール … 148	リドカイン … 115
メインテート … 111, 115, 124	ラクツロース … 148	リナグリプチン … 91
メキシチール … 115	ラサギリン … 54	リナクロチド … 149
メキシレチン … 115	**ラジカット** … 46	リバーロキサバン … 106
メサドン … 166	**ラシックス** … 111, 129	**リバスタッチ** … 59
メサペイン … 166	**ラステット** … 156	リバスチグミン … 59
メソトレキセート … 156	ラニチジン … 144	**リバロ** … 96
メチルジゴキシン … 125	ラニナミビル … 178	**リピディル** … 96
メチルプレドニゾロン … 38	**ラニラピッド** … 125	**リピトール** … 96
メトグルコ … 91	**ラピアクタ** … 178	**リフォロース** … 148
メトクロプラミド … 151	ラフチジン … 144	**リプル** … 138
メトトレキサート … 88, 156	ラベプラゾール … 144	**リボトリール** … 49
メトプロロール … 111, 115	**ラミクタール** … 49	**リポバス** … 96
メトホルミン … 91	ラメルテオン … 79	**リマチル** … 88
メトリジン … 133	ラモトリギン … 49	リマプロストアルファデクス … 138
メトレート … 88	**ランジオロール** … 115, 124	**リメタゾン** … 38
メドロール … 38	ランソプラゾール … 144	硫酸カナマイシン … 172
メネシット … 54		硫酸ストレプトマイシン … 172

硫酸マグネシウム 148	レスタミン 43	ロカルトロール 83
硫酸マグネシウム水和物 148	レダコート 38	ロキシスロマイシン 172
リュープリン 157	レダマイシン 172	ロキソニン 34
リュープロレリン 157	レトロゾール 157	ロキソプロフェン 34
リラグルチド 92	レナジェル 103	ロサルタン 110
リリカ 34	レナリドミド 158	ロスバスタチン 96
リルマザホン 79	レニベース 110, 124	ロセフィン 171
リレンザ 178	レパーサ 96	ロゼレム 79
リンゼス 149	レパグリニド 92	ロチゴチン 54
リンデロン 38	レバミピド 145	ロトリガ 96
	レブラミド 158	ロピニロール 54

ル

ルジオミール 74	レベチラセタム 49	ロフラゼプ酸エチル 75
ルセオグリフロジン 91	レベミル 92	ロラゼパム 75
ルセフィ 91	レボセチリジン 43	ロラタジン 43
ルビプロストン 149	レボチロキシン 99	ロレルコ 96
ルプラック 129	レボフロキサシン 173	ロンゲス 124
ルボックス 74	レボホリナート 158	
ルリッド 172	レミケード 88	

ワ

レミニール 59	ワーファリン 106
レンドルミン 79	ワイパックス 75

レ

	ワソラン 115, 120
レキソタン 75	ワルファリン 106

ロ

	ワンアルファ 83
レキップ 54	
レグパラ 103	ロイコボリン 158
レゴラフェニブ 157	ロイナーゼ 158
	ローコール 96

重要語索引

数字・記号

2型糖尿病 ･･････････････ 212
α_1阻害薬 ･･････････････････ 67
α作用 ････････････････････ 134
α遮断薬 ･･･････････ 111, 113
β_1作用 ････････････････････ 134
β_2刺激薬 ････････････････ 140
β_3アドレナリン受容体刺激薬 ･･････････････････････ 67
β遮断薬 ･････････ 111, 114, 115, 116, 124

欧文

A〜K

ACE阻害薬 (angiotensin converting enzyme inhibitor) ･･････ 110, 112, 114, 124
ACS (acute coronary syndrome) ･････････････ 121
ARB (angiotensin Ⅱ receptor blocker) ･･････････････ 110, 124
ARS (anticholinergic risk scale) ････････････････ 58
A型ボツリヌス毒素 ･････ 64
BAD (branch atheromatous disease) ････････････ 185
BPSD (behavioral and psychological symptoms of dementia) ･･･････････ 61
Ca拮抗薬 ･･････ 110, 113, 115, 116, 120
C. difficile〔Clostridioides (Clostridium) difficile〕 ･･････････････ 146, 176, 190
C. difficile感染症 ･･････ 146
C. difficile関連性腸炎 ･･･････････ 174, 176, 188
COPD (chronic obstructive pulmonary disease) ･･････････････ 141, 187

CTCAE (Common Terminology Criteria for Adverse Events) ･･････ 160
DBS (deep brain stimulation) ････････････････ 57
DMARDs (disease modified anti-rheumatic-drugs) ･････････････････ 88
DPP-4 (dipeptidyl peptidase 4) 阻害薬 ･･･ 215
DVT (deep vein thrombosis) ･･･････ 107, 205
EPO (erythropoietin) 製剤 ･･･････････････････ 103
GLP-1 (glucagon-like peptide-1) 受容体作動薬 ･･･ 92
H. pylori (Helicobacter pylori) 感染 ･･････ 145
infusion reaction ････････ 160
ITB (intrathecal baclofen therapy) 療法 ･････ 64
Kチャネル遮断薬 ･･････ 116
K保持性利尿薬 ･･････････ 129

L〜W

LABA (long-acting β_2 agonist) ･･･････････････ 141
LAMA (long-acting muscarinic antagonist) ･･････ 141
L-ドパ持続経腸療法 ･･････ 57
MRA (mineralocorticoid receptor antagonist) 124
MRSA (methicillin-resistant Staphylococcus aureus) 腸炎 ･･･････ 174, 176, 188
Naチャネル遮断薬 ･････ 116
NMDA (N-methyl-D-aspartate) 受容体拮抗薬 ･･･ 59
NSAIDs (nonsteroidal anti-infllammatory drugs) ･･････････ 34, 107, 145, 238
NYHA心機能分類 ･････ 128

PCSK9 (proprotein convertase subtilisin/kexin type 9) 阻害薬 ･･････････････ 97
PDE (phosphodiesterase Ⅲ) 阻害薬 ･････････ 125
PG (プロスタグランジン) 製剤 ･･･････････ 138, 239
PPI (proton pump inhibitor) ･･･････ 145, 189, 239
PS (performance status) ･･･････････････････ 159
PT-INR (prothrombin time-international normalized ratio) ･･････ 108
QT延長 ･･････････････････ 119
SABA (short-acting β_2 agonist) ････････････ 141
SAMA (short-acting muscarinic antagonist) ･･･ 141
SBAR (Situation, Background, Assessment, Recommendation) ･････ 21
SIRS (systemic inflammatory response syndrome) ･･･････････････････ 176
SJS (Stevens-Johnson症候群) ･････ 26, 154, 175
SNRI (serotonin and noradrenaline reuptake inhibitor) ･････････････ 75
SSRI (selective serotonin reuptake inhibitor) ･･････ 74
TEN (toxic epidermal necrosis) ･････････ 175
WHO方式がん疼痛治療法 ･･･････････････････ 170

和文

あ

アカシジア ･･････････････ 153
悪性症候群 ･･････････ 54, 57, 71, 153, 154

薬剤名索引

あ

アシクロビル脳症	179
アスピリン喘息	37
アテローム血栓性梗塞	184, 185
アテローム血栓性脳梗塞	107
アドヒアランス	30
アナフィラキシー	35
アナフィラキシーショック	174, 175
アヘンアルカロイド系麻薬性鎮痛薬	165
アミノグリコシド系	172
アルツハイマー病	59
アレルギー	43
アレルギー反応	174
アンジオテンシンⅡ受容体拮抗薬（ARB）	111
アンジオテンシン変換酵素阻害薬（ACE-I）	111
安定狭心症	121

い〜お

胃炎	238
胃潰瘍	145, 187, 238
易感染性	20, 101
息切れ	126
意識障害	131, 214
異常行動	179, 180
依存性	82, 169
溢水	130
溢流性尿失禁	67
医療関連感染	20, 174, 176, 188
インクレチン製剤	93
インスリン製剤	92, 94, 215
インスリン抵抗性改善薬	91
インスリン分泌促進薬	91
インフルエンザ	179
インフルエンザ脳症	180
ウェアリング・オフ	56, 228
ウェアリング・オフ現象	229
うつ状態	76
うつ病	76
壊死	164

エリスロポエチン製剤	103
嚥下機能	27
嚥下障害	27, 71, 73, 229
横紋筋融解症	97, 98
オピオイド	165
オピオイドスイッチング	168
オピオイド鎮痛薬	167
オレキシン受容体拮抗薬	79

か

咳嗽	112
過活動性せん妄	194
顎骨壊死	86
下腿浮腫	100, 113, 126
活性型ビタミンD_3	83
合併症	18
カテコラミン	125
カテコラミン製剤	133, 134
過敏反応	160
過量投与	65
カルバペネム系	172
がん	158
間質性肺炎	90, 119, 161, 219
関節リウマチ	89
感染管理対策	162
感染症	41, 90, 173
感染予防策	101, 190
冠動脈拡張作用	121
がんの骨転移	87
ガンマ（γ）	134
顔面紅潮	98

き

記憶障害	235
気管支拡張薬	140
気管支喘息	141
キサンチン誘導体	140
機能予後	18
気分障害	42
偽膜性腸炎	174, 176
急性冠症候群（ACS）	121
急性期抗血小板療法	47
急性心筋梗塞	107

急性腎障害	37, 204
吸入ステロイド	140, 142
強オピオイド	165
仰臥位高血圧	136
狭心症治療薬	120
強心薬	125
胸痛	101
局所麻酔薬	137
虚血性心疾患	101, 121
起立性低血圧	57, 68, 78, 113, 154, 223, 224
筋萎縮	40
筋緊張	63
筋弛緩作用	81
筋弛緩薬	63
筋症状	98
筋肉量	28
筋力低下	40

く・け

くも膜下出血	47, 200
くも膜下出血治療薬	46
痙縮	63
傾眠	37, 65
傾眠傾向	44, 78, 210
痙攣	199
痙攣重積発作	199
痙攣の原因	201
痙攣発作	153, 168, 200
下剤	148
血圧上昇	104, 105
血圧低下	37, 113, 118, 121, 127, 130, 131, 223
血圧の変動	117
血管炎	102
血管外漏出	137, 164
血管拡張作用	113
血管拡張薬	124, 138
血管浮腫	114
血球減少	52, 174
血栓溶解療法	47
血糖コントロール	93
血糖測定	94, 214

血糖値 ・・・・・・・・・・・・・・・・・・・・・・・ 94
減薬 ・・・・・・・・・・・・・・・・・・・・・・・・・・ 211

こ

高Ca血症 ・・・・・・・・・・・・・・・・ 84, 85
高K血症 ・・・・・・・・・・・・・・・・・・・・ 127
高Mg血症 ・・・・・・・・・・・・・・・・・・ 150
抗RANKL (receptor activator of NF-κB ligand) 抗体 ・・・・・・・・・・・・・・・・・・・・・・・・ 83
降圧薬 ・・・・・・・ 110, 124, 137, 210, 221, 224
降圧薬合剤 ・・・・・・・・・・・・・・・・・・ 114
抗アレルギー作用 ・・・・・・・・・・・・ 43
抗インフルエンザウイルス薬 ・・・・・・・・・・・・・・・・・・・・・・・・・・・・・・・・・ 178
抗ウイルス薬 ・・・・・・・・・・・・・・・・ 178
抗うつ薬 ・・・・・・・・・・・・・・・・・・・・・・ 74
口渇 ・・・・・・・・・・・・・・・・・ 45, 69, 142
抗がん剤 ・・・・・・・・・・・・・・・・・・・・ 155
交感神経刺激症状 ・・・・・・・・・・ 142
抗凝固薬 ・・・・・・・・・・・・・・・・・・・・ 106
抗凝固療法 ・・・・・・・・・・・・・・・・・・ 107
抗菌薬 ・・・・・・・・・・・・・・・・・・・・・・・ 171
抗菌薬関連下痢症 ・・・・・・・・・・ 188
口腔内乾燥 ・・・・・・・・・・・・・・・・・・ 142
攻撃因子抑制薬 ・・・・・・・・・・・・ 144
高血圧 ・・・・・・ 42, 111, 130, 182, 221, 231
抗血小板薬 ・・・・・・・・・・・・・・・・・・ 106
抗血栓薬 ・・・・・・・・・・・・・・・・・・・・ 106
高血糖 ・・・・・・・・ 41, 136, 154, 214
抗甲状腺薬 ・・・・・・・・・・・・・・・・・・・ 99
抗コリンエステラーゼ薬 ・・・・・ 67
抗コリン作用 ・・・・・・・・・ 58, 74, 211
抗コリン薬 ・・・・・・・・・ 67, 140, 145
鉱質コルチコイド ・・・・・・・・・・・・ 39
甲状腺機能低下症 ・・・・・・・・・・ 100
甲状腺疾患治療薬 ・・・・・・・・・・・ 99
甲状腺ホルモン ・・・・・・・・・・・・・・ 99
甲状腺ホルモン製剤 ・・・・・・・・・ 99
抗精神病薬 ・・・・・・・・・・・・・・・・・・・ 70
向精神薬 ・・・・・・・・・・・・・・・・・・・・・ 71
抗てんかん薬 ・・・・・・・・・・・ 49, 201

喉頭浮腫 ・・・・・・・・・・・・・・・・・・・・ 112
高尿酸血症 ・・・・・・・・・・・・・・・・・・ 132
抗認知症薬 ・・・・・・・・・・・・・・・・・・・ 59
抗パーキンソン病薬 ・・・・・・・・・・ 54
抗ヒスタミン薬 ・・・・・・・・・・ 43, 210
抗不安薬 ・・・・・・・・・・・・・・・・・・・・・ 74
抗不整脈薬 ・・・・・・・・・・・・・・・・・・ 124
抗ヘルペスウイルス薬 ・・・・・・ 178
抗リウマチ薬 ・・・・・・・・・・・・・・・・・ 88
高齢者の血糖コントロール ・・ 95
誤嚥 ・・・・・・・・・・・・・・・・・・・・・・・・・ 229
誤嚥性肺炎 ・・・・・・・・・・・・・・・・・・ 112
ゴール設定 ・・・・・・・・・・・・・・・・・・・ 17
呼吸器感染症 ・・・・・・・・・・・・・・・・ 90
呼吸器症状の観察 ・・・・・・・・・・・ 89
呼吸困難感 ・・・・・・・・・・・・・・・・・・ 126
呼吸状態悪化 ・・・・・・・・・・・・・・・・ 220
呼吸不全 ・・・・・・・・・・・・・・・・・・・・ 162
呼吸抑制 ・・・・・・・・・・・・ 65, 81, 169
骨萎縮 ・・・・・・・・・・・・・・・・・・・ 84, 146
骨壊死 ・・・・・・・・・・・・・・・・・・・・・・・・ 41
骨関連事象 ・・・・・・・・・・・・・・・・・・・ 87
骨髄抑制 ・・・・・・・・・・・・・・・・・・・・ 162
骨折 ・・・・・・・・・・・・・・・・・ 40, 51, 146
骨粗鬆症 ・・・・・・・・・ 40, 51, 53, 84, 102, 105, 235
骨粗鬆症治療薬 ・・・・・・・・・・・・・・ 83
骨転移 ・・・・・・・・・・・・・・・・・・・・・・・・ 87
骨盤骨折 ・・・・・・・・・・・・・・・・・・・・ 207
コリンエステラーゼ阻害薬 ・・ 59
コリン作動性クリーゼ ・・・・・・・・ 68
コリン作動薬 ・・・・・・・・・・・・・・・・・ 67
コレステロール低下薬 ・・・・・・・ 96
コンプライアンス ・・・・・・・・・・・・ 30

さ

サイアザイド系利尿薬 ・・・・・・・・・・・・・・・・・・・・・・・・・・・ 111, 129
サイアザイド系類似利尿薬 ・・・・・・・・・・・・・・・・・・・・・・・・・・・・・・・・ 129
剤形 ・・・・・・・・・・・・・・・・・・・・・・・・・・ 22
剤形変更 ・・・・・・・・・・・・・・・・・・・・・ 23
催不整脈性 ・・・・・・・・・・・・・・・・・・ 118

催眠効果 ・・・・・・・・・・・・・・・・・・・・・ 80
殺細胞性抗がん剤 ・・・・・・・・・・ 155
作用 ・・・・・・・・・・・・・・・・・・・・・・・・・・ 26
三環系抗うつ薬 ・・・・・・・・・ 67, 74

し

ジェネリック医薬品 ・・・・・・・・・・ 24
ジギタリス製剤 ・・・・・・・・・・・・・・ 125
ジギタリス中毒 ・・・・・・・・ 126, 127
刺激性下剤 ・・・・・・・・・・・・・・・・・・ 148
自己調節鎮痛法 ・・・・・・・・・・・・ 167
事故の誘発 ・・・・・・・・・・・・・・・・・・・ 19
自殺企図 ・・・・・・・・・・・・・・・・・・・・・ 76
ジスキネジア ・・・・・・・・・・・ 56, 229
ジストニア発作 ・・・・・・・・・・・・・・ 153
姿勢反射障害 ・・・・・・・・・・・・・・・・ 228
失禁 ・・・・・・・・・・・・・・・・・・・・・・・・・・ 67
シックデイ ・・・・・・・・・・・・・・・・・・ 215
弱オピオイド ・・・・・・・・・・・・・・・・ 165
重症薬疹 ・・・・・・・・・・ 52, 174, 175
十二指腸潰瘍 ・・・・・・・・・ 145, 238
出血傾向 ・・・・・・ 97, 98, 107, 108, 139, 185
出血性梗塞 ・・・・・・・・・・・・・・・・・・・ 48
出血性ショック ・・・・・・・・・・・・・・ 108
出血リスク ・・・・・・・・・・・・・・・・・・・ 47
腫瘍崩壊症候群 ・・・・・・・・・・・・ 161
昇圧薬 ・・・・・・・・・・・・・・・・・ 133, 224
消化管出血 ・・・・・・・・・ 98, 108, 122
消化管障害 ・・・・・・・・・・・・・・・・・・・ 90
消化器症状 ・・・・・ 60, 78, 136, 139
消化性潰瘍 ・・・・・・・・ 36, 39, 41, 122
消化性潰瘍治療薬 ・・・・・・・・・・ 144
症候性てんかん ・・・・・・・・・・・・ 199
硝酸薬 ・・・・・・・・・・・・・・・・・ 120, 124
上部消化管障害 ・・・・ 36, 85, 237, 238
食事性低血圧 ・・・・・・・・・・ 68, 225
処方状況 ・・・・・・・・・・・・・・・・・・・・・ 17
処方箋 ・・・・・・・・・・・・・・・・・・・・・・・・ 23
徐脈 ・・・・・・・・・・ 117, 118, 122, 127
自律神経症状 ・・・・・・・・・・・・・・・・ 77
心窩部不快感 ・・・・・・・・・・・・・・・・ 236

心筋梗塞	107, 121, 217	
神経因性膀胱	67	
神経筋症状	77	
神経変性疾患患者	224	
心原性塞栓	186	
心原性脳塞栓	107, 185	
人工骨頭置換術	192	
腎疾患治療薬	103	
心室頻拍	217	
腎障害	37, 127	
腎性貧血	104	
腎性貧血治療薬	104	
振戦	136	
浸透圧性下剤	149	
浸透圧利尿薬	129	
心毒性	161	
心拍	118	
深部静脈血栓症	107, 205	
心不全	118, 125, 128, 130, 204, 231	
心不全再発予防	234	
心不全治療薬	124	
心房細動	220	
錐体外路症状	71, 72, 147, 153	
睡眠薬	79, 210	
睡眠薬の持ち越し効果	210	

す～そ

すくみ足	228
スタチン	96, 97
ステロイド	38, 39, 84, 107, 238
ステロイド筋症	40
ステロイド性骨粗鬆症患者	40
スルホニル尿素薬	214
精神疾患	70
精神障害	42
精神症状	77, 136
精神神経症状	179
制吐薬	151
生物学的製剤	88
接触感染予防策	188, 190

接触予防策	176, 190
セフェム系	171
セロトニン症候群	77
前行性健忘	82
全身性炎症反応症候群 (SIRS)	176
喘息発作	118, 127
せん妄	39, 42, 70, 77, 81, 146, 169, 194, 210
せん妄発症の危険因子	195
総合感冒薬	45
続発性骨粗鬆症	102

だ

第1世代抗精神病薬	71
第2世代抗精神病薬	71
体重減少作用	94
体重増加作用	94
体重測定	234
体重変化	233
体重変動	94
帯状疱疹	179
帯状疱疹後神経疼痛	180
耐性	82
大腿骨頸部骨折	192
大腿骨頭壊死	41
耐糖能異常	41
耐糖能障害	72
多価不飽和脂肪酸製剤	97
多剤カクテル療法	185
多剤耐性菌	20, 174
多剤併用	210
脱水	94, 112, 126, 130, 163, 233
脱水症	131
多発脊椎圧迫骨折	235
炭酸脱水素酵素阻害薬	129
短時間作動性β₂刺激薬 (SABA)	141
短時間作動性抗コリン薬 (SAMA)	141
短時間作用型ステロイド	39
単純ヘルペスウイルス	179

ち

蓄尿障害	67
蓄尿障害治療薬	66
致死的不整脈	117
窒息	19, 73, 229
遅発性ジスキネジア	153
注意障害	44
中時間作用型	39
中心静脈ライン	20
中枢神経抑制作用	44
中枢性嘔吐	152
中枢性筋弛緩薬	64
中枢性制吐薬	151
中性脂肪低下薬	96
中毒性皮膚壊死症候群 (TEN)	175
長時間作動性β₂刺激薬 (LABA)	141
長時間作動性抗コリン薬 (LAMA)	141
長時間作用型ステロイド	39
治療状況	16
陳旧性心筋梗塞	231
鎮静	73
鎮痛薬	34
鎮痛薬使用の5原則	170

つ・て

椎体圧迫骨折	202
痛風発作	132
手足症候群	163
低Ca血症	84, 85
低K血症	104, 233
低栄養	69, 78, 163
低活動性せん妄	194
低血圧	134, 137
低血圧治療薬	133
低血糖	93, 154, 214
低血糖症状	114
低血糖予防	95
テオフィリン製剤	140
テオフィリン中毒	142
テトラサイクリン系	172

デュオドーパ®	57	
電解質異常	85, 104, 112, 126, 131, 233	
てんかん	50	
てんかん発作	52, 199	
点滴ライン	20	
転倒	19, 109	
転倒事故	44	
転倒対策	228	
添付文書	25	

と

頭蓋内圧亢進	130
頭蓋内出血	48, 109
動悸	136, 142
統合失調症	70
糖質コルチコイド	39
糖尿病	212
糖尿病患者	224
糖尿病性昏睡	72
糖尿病治療薬	91, 114
頭部打撲	109
投与経路	22
糖類性下痢	150
ドパミン	55
ドパミンアゴニスト	54

な〜の

内科的治療	16
ニューキノロン系	173
乳酸アシドーシス	95
尿失禁	67
尿毒症	105
尿閉	44, 78
認知機能低下	59, 61, 145, 146
認知症	59, 235
眠気	78
粘膜増強薬	239
脳血管攣縮	47
脳梗塞	47, 107, 130, 182
脳梗塞治療薬	46
脳出血	197, 200
脳深部刺激療法（DBS）	57
脳性麻痺	51

脳卒中	105, 200
脳卒中治療薬	46
脳保護療法	47

は・ひ

パーキンソン病	55, 226
パーキンソン病様症状	153
肺炎	41, 173, 187
肺合併症	89
排出障害	67
排出障害治療薬	66
肺塞栓症	107
肺毒性	161
排尿障害	67
排尿障害治療薬	66
廃用症候群	163, 207
バクロフェン髄注療法（ITB療法）	64
橋本病	99
播種性紅斑丘疹	52
バセドウ病	99
汎血球減少	51, 53
非アルカロイド系	166
皮下出血	108, 139
非刺激性下剤	148
皮疹	52
ヒスタミンH_2受容体拮抗薬	145
非ステロイド性抗炎症薬（NSAIDs）	34, 145
ビスホスホネート製剤	83
ビタミンD	105
左被殻出血	197
非定型骨折	86
皮膚粘膜眼症候群（Stevens-Johnson症候群）	175
非麻薬性鎮痛薬	165
肥満	42
標準予防策	188, 190
貧血	39
頻尿	67
頻脈	117, 136, 142

ふ

不安症状	76
不安定狭心症	107, 121
フィブラート系薬	96, 97
賦活症候群	77, 78
腹圧性尿失禁	67
副交感刺激薬	67
副甲状腺ホルモン製剤	83
副作用	16, 18, 26
副腎不全	42
服薬アドヒアランス	30
服薬遵守	30
不顕性誤嚥	229
浮腫	37, 205
浮腫の鑑別診断	205
不整脈	61, 72, 116, 118, 127, 131, 136, 177, 217, 220
不整脈治療薬	115
不整脈誘発リスク	117
不眠症	80
プロスタグランジン（PG）製剤	138
プロスタサイクリン	138
プロドラッグ	35
プロトンポンプ阻害薬	145, 189, 239
分枝アテローム病（BAD）	184, 186
分子標的治療薬	157
分子標的薬	88

へ〜ほ

ペニシリン系	172
ベンゾジアゼピン系抗不安薬	75
ベンゾジアゼピン受容体作動薬	79
便秘	69, 149
防御因子増強薬	145
ポリファーマシー	20, 30, 210, 211
ホルモン製剤	156

ま〜も

- マクロライド系 …………… 172
- 末梢静脈ライン …………… 20
- 末梢神経障害 ………… 53, 163
- 末梢性嘔吐 ………………… 152
- 末梢性筋弛緩薬 …………… 64
- 末梢性制吐薬 ……………… 151
- 麻痺性イレウス …………… 168
- 麻痺増悪 …………………… 182
- 麻薬性鎮痛薬 ………… 165, 167
- 慢性腎臓病 ………………… 104
- 慢性心不全 …………… 125, 231
- 慢性閉塞性肺疾患（COPD）
  …………………………… 141, 187
- ミオクローヌス …………… 168
- ミオグロビン尿 …………… 97
- 脈拍 ………………………… 118
- 無顆粒球症 ………………… 101
- 胸焼け ……………………… 236
- めまい ……………………… 37
- メラトニン受容体作動薬 … 79
- 免疫調節薬 ………………… 88
- 免疫抑制薬 ………………… 88
- 持ち越し効果 ……………… 81
- モルヒネ …………………… 168

や〜よ

- 夜間不穏 ……………… 193, 194
- 薬剤 ………………………… 16
- 薬剤起因性老年症候群 …… 30
- 薬剤性肺障害 ……………… 90
- 薬剤性浮腫 …………… 36, 206
- 薬剤調整 …………………… 21
- 薬剤熱 ……………………… 175
- 薬剤の副作用 ……………… 29
- 薬疹 …………………… 154, 175
- 陽イオン交換樹脂 ………… 103
- 腰部脊柱管狭窄症 ………… 221
- 四環系抗うつ薬 …………… 74

ら〜ろ

- ラクナ梗塞 …………… 107, 182
- 離床 ………………………… 185
- 離脱症候群 ………………… 42
- 離脱症状 …………………… 65
- 利尿薬 ………… 111, 129, 221, 231
- リハビリテーションの阻害因子
  …………………………… 16, 29
- 緑内障悪化 ………………… 123
- ループ利尿薬 ………… 111, 129
- レニン・アンジオテンシン・アルドステロン（RAA）系
  …………………………… 125
- レボドパ …………………… 54
- 労作時胸痛 ………………… 126

profile

宮越浩一
Koichi Miyakoshi

【現職】
医療法人鉄蕉会 亀田総合病院リハビリテーション科部長
社会福祉法人太陽会 理事

【経歴】
平成8年	岡山大学医学部卒業
平成8年	岡山大学医学部整形外科学教室入局
平成8年	岡山労災病院臨床研修医（ローテーション研修）
平成10年	公立雲南総合病院整形外科
平成13年	国立岩国病院整形外科
平成15年	第二岡本総合病院リハビリテーション科医長
平成16年	兵庫医科大学リハビリテーション医学教室 助手・病棟医長
平成17年	亀田リハビリテーション病院副院長
平成18年	亀田総合病院リハビリテーション科部長

【専門医，学会活動など】
日本リハビリテーション医学会 代議員，専門医，指導責任者
日本整形外科学会 整形外科専門医，脊椎脊髄病医
日本リハビリテーション医学会 リハビリテーション医療における安全管理・推進のためのガイドライン策定委員会委員長
日本リハビリテーション医学会 診療ガイドラインコア委員会委員
日本リハビリテーション医学会 がんのリハビリテーションガイドライン策定委員会委員
日本リハビリテーション医学会 社会保険等委員会委員
日本がんリハビリテーション研究会理事
千葉県NSTネットワーク世話人

リハに役立つ治療薬の知識とリスク管理

2019年9月15日 第1刷発行	
2022年2月15日 第2刷発行	
編 集	宮越浩一（みやこしこういち）
発行人	一戸裕子
発行所	株式会社 羊 土 社
	〒101-0052
	東京都千代田区神田小川町2-5-1
	TEL 03（5282）1211
	FAX 03（5282）1212
	E-mail eigyo@yodosha.co.jp
	URL www.yodosha.co.jp/
装 幀	Malpu Design（宮崎萌美）
印刷所	株式会社加藤文明社印刷所

ⓒ YODOSHA CO., LTD. 2019
Printed in Japan

ISBN978-4-7581-0243-8

本書に掲載する著作物の複製権，上映権，譲渡権，公衆送信権（送信可能化権を含む）は（株）羊土社が保有します．
本書を無断で複製する行為（コピー，スキャン，デジタルデータ化など）は，著作権法上での限られた例外（「私的使用のための複製」など）を除き禁じられています．研究活動，診療を含み業務上使用する目的で上記の行為を行うことは大学，病院，企業などにおける内部的な利用であっても，私的使用には該当せず，違法です．また私的使用のためであっても，代行業者等の第三者に依頼して上記の行為を行うことは違法となります．

JCOPY ＜（社）出版者著作権管理機構 委託出版物＞
本書の無断複写は著作権法上での例外を除き禁じられています．複写される場合は，そのつど事前に，（社）出版者著作権管理機構（TEL 03-5244-5088, FAX 03-5244-5089, e-mail：info@jcopy.or.jp）の許諾を得てください．

乱丁，落丁，印刷の不具合はお取り替えいたします．小社までご連絡ください．